Ullstein

ÜBER DAS BUCH:

Ab dem 25. Lebensjahr beginnt der Körper zu altern. Dies gilt zwar für alle Organe, zeigt sich aber – leider – zuerst an der Haut. Die meisten nehmen dieses Schicksal als gegeben hin und wissen nicht, daß sich dieser Prozeß mit einfachen Mitteln verzögern läßt. Es ist nämlich gar nicht schwer, seine biologische Uhr langsamer gehen zu lassen.
Wie man fünfzig Jahre lang dreißig bleiben kann, verrät dieser Ratgeber. Besonders viel kann man durch richtige Ernährung und Nahrungsmittelergänzungen tun. Das bedeutet jedoch nicht, daß man auf vieles verzichten muß. Alkohol, Nikotin und Drogen sollten ohnehin tabu sein, nicht nur, weil sie den Körper vorzeitig altern lassen. Ein gesundes Leben kann auch durchaus genußvoll und befriedigend sein. Vor allem, wenn man über die richtige Lebenseinstellung, dem wichtigsten Meilenstein auf dem Weg zur ewigen Jugend, verfügt. Denn was sind schon ein junges Gesicht und ein junger Körper ohne Ausstrahlung, Witz und Esprit?

DIE AUTORIN:

Ela M. alias Michaela Marwich wurde irgendwann in der zweiten Hälfte unseres Jahrhunderts im Rheinland geboren. Aufgewachsen in Holland, hat sie nach dem Abitur zunächst in der Friseurbranche gearbeitet, um dann von einem Fotografen als Modell entdeckt zu werden. Sie lebte in Paris und hat die Maße 92 – 62 – 92 vor den Kameras der Fashion People populär gemacht. Für ihre Bücher schlüpft sie in die Rolle der Ela M., einer Mischung aus guter Märchenfee, Ratgebertante und klassischer Hitchcock-Blondine.

Weitere Veröffentlichungen:
»Das kleine Grüne: 1 × 1 für Traumfrauen« (UB 35697); »Nie mehr wieder – oder doch?« (UB 35672).

Ela M.

Für immer schön

Der Anti-Aging-Ratgeber

Ullstein Sachbuch

Ullstein Buchverlage GmbH & Co. KG,
Berlin
Taschenbuchnummer: 35853

Originalausgabe
September 1999

Umschlaggestaltung:
Vera Bauer
Unter Verwendung einer Abbildung von
Tony Stone Images/Peter Dazeley

Printed in Germany 1999
Satz: Pinkuin Satz und Datentechnik, Berlin
Druck und Bindung:
Clausen & Bosse, Leck

ISBN 3 548 35853 5

Gedruckt auf alterungsbeständigem
Papier mit chlorfrei gebleichtem Zellstoff

Die Ratschläge in diesem Buch sind von Autorin und Verlag sorgfältig erwogen und geprüft. Dennoch kann eine Garantie nicht übernommen werden. Eine Haftung der Autorin bzw. des Verlages und seiner Beauftragten für Personen-, Sach- und Vermögensschäden ist ausgeschlossen.

Die Deutsche Bibliothek – CIP-Einheitsaufnahme

M., Ela:
Für immer schön : der Anti-Aging-Ratgeber / Ela M. – Orig.-Ausg. –
Berlin : Ullstein, 1999
(Ullstein-Buch ; 35853)
(ISBN 3-548-35853-5

Inhalt

Mit bestem Dank
an meine Lieblingsapothekerin Frau Girts,
die mich bei den Recherchen für dieses Buch
in lieblicher Art und Weise unterstützt hat.

Vorwort

Kennt Schönheit kein Alter, oder ist man nur in jungen Jahren schön und attraktiv? Doch ist es nicht eher so, daß wir erst mit vierzig anfangen, uns von einer Person zu einer Persönlichkeit zu entwickeln und dann erst richtig interessant werden? Das waren meine Überlegungen, die diesem Buch vorangingen.

Mir fiel mein dreißigster Geburtstag ein. Ein paar Wochen vor diesem für uns Frauen angeblich so einschneidenden Ereignis wartete ich auf den großen Durchhänger, den mir meine Freundin Ilona bereits seit langem angekündigt hatte. Doch dann kam der 30. September, und ich feierte meinen Geburtstag ausgelassen, ohne auch nur einen Gedanken ans Altwerden zu verschwenden. Als ich am Morgen des 1. Oktober erwachte, war der große Schreck noch immer nicht über mich gekommen. »Ich glaube, ich bin unnormal«, erzählte ich Ilona am Telefon, »aber ich fühle mich noch immer so wie gestern mit neunundzwanzig!«

Dies ist auch schon wieder einige Maimonate her, und – rückblickend betrachtet – bin ich sehr dankbar, daß ich anscheinend das große Los in der Genlotterie gezogen habe. Aber auch der Umstand, daß ich die richtigen Leute kennengelernt habe, die mich mit den neuesten wissenschaftlichen Informationen versorgen, macht mich glücklich.

Bereits Ende der siebziger Jahre traf ich Brian, einen renommierten Arzt an einer New Yorker Hautklinik. Zu Beginn war ich hin und weg von diesem Mann, der so wundervolle braune Hundeaugen hatte. Später kühlte diese Liaison jedoch ab, und ich sah nur noch den Arzt ihn ihm – aber das ist wieder eine andere Geschichte. Auf jeden Fall stehen wir auch heute noch in Kontakt, schließlich bin ich platonischen Freundschaften nicht abgeneigt.

Megadosen von Vitamin C für den Kollagenaufbau der Haut und ein längeres Leben? Melatonin für einen verjüngenden Schönheitsschlaf? Oder Hormone für ein straffes Bindegewebe? Kein Problem, Brian klärte mich bereits vor der offiziellen Veröffentlichung dieser Forschungsergebnisse auf und gab mir Tips, die pures Gold wert waren.

Während der Zeit, in der ich als Model arbeitete, stand das Thema »Jugend und Schönheit« natürlich täglich auf meinem Stundenplan. Eines wurde mir jedoch recht schnell klar: Ich wollte mich nicht mit dem schönen Schein begnügen, der durch Make-up und raffiniertes Ausleuchten erzielt wurde: Es läßt sich nämlich mit unzähligen Tricks wie einem superdikken Pancake-Make-up oder einem Weichzeichner so viel mogeln, daß man selbst seine eigene Mutter auf dem Cover der *ELLE* kaum wiedererkennen würde.

Was mir am Herzen lag, war eine jugendliche Erscheinung, basierend auf wahrer Gesundheit, Harmonie und Frieden mit sich selbst, die einem auch dann aus dem Spiegel entgegenschaut, wenn man nicht geschminkt ist.

Einmal auf den Geschmack gekommen, fing ich an, mich für alle Neuigkeiten und Forschungsarbeiten zum Thema »Erhaltung der Jugendlichkeit« zu interessieren. Leider kann ich kein Blut sehen, sonst hätte ich wohl bereits vor Jahren ein Medizinstudium oder zumindest eine Ausbildung als Heilpraktikerin angefangen.

Jedenfalls sammelte ich – ganz entgegen meiner sonstigen Art – superordentlich Zeitungsausschnitte über die neuesten Forschungsergebnisse und klebte sie in eine Mappe. Ich besuchte medizinische Symposien und holte mir im internationalen Presseladen am Bahnhof interessante Zeitschriften wie *Science.* So entstand eine Sammlung, die ich nun nach Jahren endlich sortiert habe und an Sie weitergeben möchte.

Bei vielen hier versammelten Tips werden Sie sich höchstwahrscheinlich oft fragen: »Warum hat mein Arzt mir das denn nicht erzählt?« Tja, meine Lieben, diese Frage berührt einen empfindlichen Punkt, aber leider ist die Ignoranz gegenüber alternativen Heilmethoden selbst heutzutage bei einigen Schulmedizinern noch immer weit verbreitet. Welcher Arzt verordnet schon als Unterstützung zu einem Antibiotikum Vitamin C oder Vitamin P gegen Krampfadern und schwere Beine? Manche Probleme sind wahrlich einfach zu lösen, man muß eben nur wissen wie. Aus genau diesem Grund halten Sie gerade dieses wundervolle Buch in den Händen, welches Ihnen ungeahnte Möglichkeiten eröffnet.

Mit einigen Themen, wie zum Beispiel Orthomolekularmedizin oder Ayurveda, ließen sich ganze Bände füllen. Da dies aber den Rahmen sprengen würde, können sie nur angerissen werden. Bei den Dingen, von denen ich mir vorstellen kann, daß Sie sich näher damit beschäftigen möchten, habe ich mich bemüht, Kontaktadressen zu nennen. Diese in Erfahrung zu bringen, war nicht immer einfach, aber ich hoffe, die Mühe hat sich gelohnt.

Ich gebe diese Ratschläge an Sie weiter, damit Sie dasselbe tun und Ihren Freunden bei Fragen rund ums Thema »Gesundheit und Schönheit« mit Rat und Tat zur Seite stehen können.

Trotz des ernsthaften Wunsches, ewig jung und schön zu bleiben, der wohl in uns allen schlummert, wollte ich ein lustiges Buch schreiben. Schließlich heißt es, lachen verjünge!

Das Buch will eine Lektüre für Frauen aller Altersstufen sein: Für die Dreißigjährigen enthält es vorbeugende Maßnahmen, die Vierzigjährigen erfahren etwas über Entgiftung, die Fünfzigjährigen etwas über Gewebeaufbau und die Sechzigjährigen etwas über Stoffwechselbooster. Alles in allem soll das Buch zeigen, daß Lebensqualität keine Frage von Jahren ist und daß man in jedem Alter schön sein kann.

Übrigens schadet es auch unseren männlichen Zeitgenossen nicht, sich einmal Gedanken über jugendliches Aussehen zu machen. Schließlich ist der Anblick eines über Jahre hinweg knackigen Männerkörpers doch wohl mehr als beflügelnd. Na also, meine Lieben, dann sind wir uns ja wieder mal einig!

Herne, im Mai 1999

1 Die Sache mit der ewigen Jugend

»Es gibt Greise mit 30 und Jugendliche mit 85. Es sind der Geist und die Lebensführung, die jung erhalten.«
Petra Schürmann, Miss World 1956

Der älteste Traum der Menschheit

Als Kind verpaßte ich keine Folge meiner Lieblingsserie »Die Eingeweihten von Eleusis«. Die Hauptdarstellerin dieser französischen Produktion, eine superattraktive Brünette namens Rose Bocûr sah zwar aus wie Mitte Dreißig, war in Wirklichkeit aber bereits über hundert Jahre alt. Durch die Kräfte des Geheimbundes »Eleusis« hatte sie dem Alter ein Schnippchen schlagen können. Das hat mich damals ziemlich beeindruckt. Um diesen Spleen zu verstehen, sollte ich Ihnen vielleicht erzählen, daß ich kein besonders hübsches Kind war. Durch eine Narbe am Kinn, die nach einem Zwischenfall im Kindergarten zurückgeblieben war, hatte ich jahrelang unter dem Spott meiner Spielkameraden zu leiden. Eines war für mich daher sonnenklar: Zuerst mußte ich dafür sorgen, daß mein Aussehen in Ordnung kam, um dann dem Geheimnis der ewigen Jugend auf den Grund zu gehen. Mit Anfang Zwanzig bewerkstelligte ein Chirurg den ersten Teil meines Wunsches.

Das, was ich die ersten zwanzig Jahre meines Lebens verpaßt hatte, wollte ich nun natürlich nachholen, war mir aber vollkommen klar, daß ich dafür so lange wie möglich jung aussehen mußte. Daher war ich an allen Neuigkeiten zum Thema »Altern« interessiert, was für meine jungen Jahre vielleicht etwas ungewöhnlich anmutete. Doch das entsprang verständlicherweise dem Wunsch, mir nie mehr dumme

Kommentare über mein Aussehen anhören zu müssen und die nun gewonnene Schönheit zu »verlängern«.

Doch sehen wir es wie immer positiv: Dadurch kann ich Ihnen jetzt die besten Tips und Tricks an die Hand geben, damit auch Sie Ihre besten Jahre verlängern und mit jugendlichem Schwung genießen können!

Der äußerst faszinierende Gedanke, der in zahlreichen Legenden beschrieben wird, die ewige Jugend durch ein Bad im Jungbrunnen zu erhalten, versinnbildlicht den uralten Traum der Menschen, zwar lange zu leben, aber niemals zu altern. Bereits die frühen Hindus glaubten an ihre heiligen Quellen ewiger Jugend, und die Juden tauchten in den Fluß der Unsterblichkeit ein, der – wie sie glaubten – direkt dem Garten Eden entsprang. 1512 begleitete Ponce de León den guten alten Christoph Columbus auf eine Expedition in die Neue Welt, um endlich die Quellen ewiger Jugend aufzuspüren. Statt dessen entdeckte er ein mit Vegetation überzogenes Land, das er deshalb Florida nannte. Dort starb er im Alter von 61 Jahren am Gift eines Indianerpfeiles. Der arme Kerl hatte wirklich Pech!

Jede Kultur hat im Laufe ihrer Geschichte eine Menge Rezepte und Ratschläge überliefert, mit denen ein langes Leben und ein gesundes, vitales Alter erreicht werden sollen. Im Kaukasus preisen Legenden die lebensverlängernden Eigenschaften von Joghurt. In Indien üben sich die Yogis in Meditation und trinken ihren eigenen Urin. In Amerika gibt es eine ganze Palette von Therapien, mit denen man versucht, den Alterungsprozeß zu verlangsamen, angefangen vom Training in der »Muckibude« bis hin zur Anwendung von Kristallen.

Seitdem die Erde uns Menschen beherbergt, existiert das dringende Verlangen, den biologisch vorgezeichneten Verfall abzuwenden oder zumindest hinauszuzögern. Häufig gingen die Menschen dabei Scharlatanen auf den Leim, die mit Hilfe von Hexerei, seltsamem Gebräu oder allerlei Kräutern das Leben zu verlängern versprachen. Diese übertriebenen Hoffnungen wurden jedoch aus verständlichen Gründen enttäuscht. In einem Punkt haben wir es heutzutage besser als die Menschen vergangener Tage: Wir leben in einer Welt, in der die Forschung dem Geheimnis des Alterns immer mehr auf die Spur kommt.

Letztendlich steht eines fest: Jeder will lange leben, aber möglichst nicht alt werden. Sogar mein guter Freund Wolfgang, der sich bewußt uneitel gibt, würde gerne die Uhr zurückdrehen, um noch einmal wie vor zwanzig Jahren auszusehen, als wir uns auf einer Ferienfreizeit in Aschau kennenlernten. Das würde er jedoch nie zugeben, aber Sie wissen ja selbst, wie die Kerle sind!

Theorien gestern und heute

Es ist immer wieder erstaunlich: Manche Menschen altern rascher, haben frühzeitig eine trockene, faltige Haut und ein schlaffes Bindegewebe. Andere erhalten sich ihr jugendliches Aussehen bis ins hohe Alter: Ihre Muskulatur wirkt fest, die Haut ist glatt. So wie bei meiner Freundin Daisy, die ich erst kürzlich in New York wiedertraf. Obwohl ihr sechzigster Geburtstag bereits einige Jahre zurückliegt, sieht sie umwerfend gut aus. Ihr Teint ist nach wie vor frisch, und das volle Haar hatte sie gerade von Oribe frisieren lassen. Natürlich kennt auch sie einige Geheimmittelchen, die ich Ihnen in diesem Buch verraten werde.

Der Alterungsprozeß läuft individuell sehr verschieden ab. Hierbei spielen genetische Voraussetzungen, die uns ohne eigenes Zutun in die Wiege gelegt wurden, eine entscheidende Rolle.

»Dann ist doch alles vorbestimmt. Was läßt sich denn an unseren erblichen Voraussetzungen noch großartig ändern?« höre ich schon meine Freundin Sabine fragen. Aber nein, meine Liebe, wer so denkt, vergißt die starke Beeinflussung durch Lebensweise und Umwelt. Neueste Forschungsergebnisse gehen davon aus, daß zu etwa sechzig Prozent die genetische Mitgift bestimmt, was aus einem Menschen wird. Zu vierzig Prozent ist jeder Mensch das Produkt von externen Einflüssen. Diese so positiv wie möglich zu gestalten, sollte unser erstrangiges Ziel sein, mit dem wir uns in diesem Buch eingehend beschäftigen wollen.

Bereits Ende des 19. Jahrhunderts begannen Gerontologen damit, die verschiedenen Möglichkeiten der Erhaltung von Jugendlichkeit und Vitalität zu erforschen. So experimentierte Serge Voronoff mit Hoden von jungen Affen. Dies steigerte jedoch weniger seinen Ruhm, sondern eher seinen Reichtum, was auf die für damalige Verhältnisse unerhörten Honorarforderungen zurückzuführen ist. Der bekannte Chirurg Paul Niehans modifizierte diesen Forschungsansatz, hatte aber aus den Fehlern seiner Vorgänger gelernt und entwickelte die Frischzellentherapie. Sicherlich wissen Sie, daß diese Behandlungsmethode bei uns in Deutschland mittlerweile auch nicht mehr praktiziert wird. Im Jahre 1912 setzte Alexis Carrel im Rockefeller-Institut Gewebekulturen aus kollagenen Bindegewebsfasern an, die er den Herzen von Hühnerembryonen entnommen hatte. Er versorgte sie mit einer Nährsubstanz von noch nicht geschlüpften Küken, was dazu führte, daß sich die Zellen dieser Gewebekultur unablässig teilten und neue Zellgenerationen bildeten. Überschüssige Zellen mußten von Zeit zu Zeit entfernt werden, sonst hätten sie bald die ganze Erde überzogen. Dieser Versuch überlebte sogar seinen Initiator Alexis Carrel. 1946, zwei Jahre nach dessen Tod, brachen seine Mitarbeiter den Versuch ab. Das revolutionierende Ergebnis des vierunddreißig Jahre währenden Experimentes lautete: Zellen sind unsterblich, solange sie sich in einer idealen Umgebung befinden. Zum Vergleich: Die menschliche Zelle kann sich nur etwa fünfzigmal teilen, bis sie endgültig stirbt.

Alle Forschungsergebnisse ließen für die Wissenschaftler nur einen Schluß zu: Die Ursache für das Altern ist in der Zelle selbst zu suchen. Dabei wird die Altersuhr der Zelle vom Zellkern gesteuert, der den Code der Deckungsgleichheit bei jeder Zellteilung artgetreu weitergibt. Es scheint heute wahrscheinlich, daß der elementare Code zu leben, zu erhalten und stetig unverändert weiterzugeben, mit der Zeit an Ausdruckskraft einbüßt. Unsere Erbsubstanz reagiert dann wie ein Blatt bedruckten Papiers, das unaufhörlich kopiert wird, um schließlich mehr und mehr zu verwischen und unleserlich zu werden. Genauso werden die Zellen bei ihrer Teilung mit unvollständigen Daten versorgt, die biologische Information fällt fehlerhaft aus, und das Gleichgewicht erprobter Abläufe gerät ins Wanken. Der Reparaturmechanismus und die Selbstheilungskräfte unseres Immunsystems halten den Anforderungen an die Ausbesserungskapazität nicht mehr stand. Die Auswirkungen kennen wir alle: Die gefürchteten ersten Falten um die Augen, aus denen dann diese »lieblichen« Krähenfüße entstehen.

Kürzlich las ich in einer meiner Lieblingszeitschriften, *Science*, einen Artikel über die Entdeckung der sogenannten Slow-Viren, die sich im Abwehrsystem des Körpers einnisten, um die Zelle bei der Teilung in die Irre zu führen. Es besteht heute unter den Wissenschaftlern kein Zweifel mehr darüber, daß unser körpereigenes Abwehrsystem mit den gelebten Jahren erlahmt und daraufhin Autoimmunkrankheiten mit dem Älterwerden gehäuft auftreten.

Gerade eine Fehl- und Mangelernährung wirkt sich nachhaltig negativ auf die Zellaktivitäten aus. Sie beschleunigt den Alterungsprozeß in augenfälliger Weise. Die moderne Gerontologie erkannte schon vor längerer Zeit die Vorteile einer optimalen Ernährung.

Interessant ist zum Beispiel die Tatsache, daß viele Menschen, um körperlich und geistig fit zu bleiben und Mangelerscheinungen vorzubeugen, deutlich höhere Vitalstoffgaben benötigen, als uns die Statistik weismachen will. Das konnte ich kürzlich an mir selbst beobachten, als ich während eines Wochenendtrips nach Amsterdam meine Vitamintabletten vergessen hatte. In der Woche danach fühlte ich mich schlecht und nahm mir fest vor, die kleinen Helfer zukünftig immer mitzunehmen.

Eine weitere Erscheinung unserer Zeit ist Streß. Seine als ständige Überforderung, Druck und Beklemmung empfundenen Auswirkungen führen unter anderem zu Gefäßverengungen, so daß die Blutzufuhr zum Gehirn und den anderen Organen gemindert wird und die Sauerstoff- und Nährstoffversorgung der Zellen nicht mehr ausreichend gewährleistet ist. Wer von uns steht heutzutage nicht unter Streß? Vielleicht sollten wir unserem Chef beim nächsten Mal, wenn wir beim Blick in den Spiegel eine weitere Sorgenfalte in unserem lieblichen Antlitz entdecken, tatsächlich den Hals umdrehen. Streß macht vorzeitig alt und häßlich, darum wollen wir uns mit seinem Abbau beschäftigen.

Kurz vor Abschluß dieses Buches flatterte mir – dank Brian – ein neues Forschungsergebnis aus Texas auf den Tisch. Die Antwort auf die Frage, warum der Mensch altert und wie sich dieser Prozeß aufhalten läßt, lautet »Telomerase«. Dieses Wort bedeutet, daß die Alterung der menschlichen Zellen genetisch vorprogrammiert ist. An den Enden der Chromosomen befinden sich die sogenannten Telomere, das sind Zellbausteine, die das Erbgut wie eine Schutzhülle umgeben. Sie bestimmen die Lebensdauer der Zelle: Bei jeder Zellteilung werden sie ein Stückchen kürzer. Wenn sie schließlich aufgebraucht sind, stirbt die Zelle. Ließe sich der Schwund der Telomere jedoch verhindern, so würde sich der Zelltod hinauszögern und das Leben entsprechend verlängern lassen.

Also schleuste das Forscherduo in einem Experiment das Gen der Telomerase in menschliche Zellen. Daraufhin teilten sich die so manipulierten Zellen um ein Vielfaches häufiger als normale Zellen, die nach ungefähr fünfzig Zellteilungen verkümmerten.

Der Erfolg dieses Experimentes wird als sensationeller Durchbruch in der Altersforschung gefeiert. Seine Erkenntnisse sind mittlerweile bereits bei der Heilung von Progeria eingesetzt worden. Das ist jene Krankheit, bei der Kinder bereits im frühen Alter extreme Alterungserscheinungen zeigen, d. h., sie sehen aus wie kleine Greise und sterben leider früh.

Trotz dieser Entdeckungen dürfen wir nicht vergessen, daß der Vorgang des menschlichen Alterns sehr komplex ist. Bis wir den Schlüssel zur Unsterblichkeit in der Hand halten, gilt es noch viel zu entdecken und zu erforschen. Freuen wir uns also auf all die neuen Forschungsergebnisse! Leben wir doch in einer interessanten Zeit, in der alle Nase lang etwas Neues ans Licht kommt. Jede Entdeckung für sich ist schon Grund genug zur Freude, und wenn man sie alle zu einem Puzzle zusammenlegt, können wir vielleicht eines Tages das Geheimnis der ewigen Jugend ergründen.

Aber, meine Lieben, bereits jetzt kennen wir so viele Tricks und Geheimmittelchen, daß ich zum Halali gegen alles, was uns daran hindern will, so umwerfend und jung zu bleiben, wie wir es jetzt gerade sind, blasen möchte. Fangen wir einfach damit an!

2 Das freie Radikal und seine Untaten

»Jeder Mensch wünscht sich ein langes Leben,
aber kein Mensch möchte alt sein.«

Jonathan Swift

Fünfzig Jahre lang dreißig sein

Stellen Sie sich vor, es ist Ihr vierzigster Geburtstag. Sie stehen morgens auf (natürlich müssen Sie erst einmal über den riesigen Berg von Geschenken steigen, den Ihre Traummänner Ihnen zu Füßen, sprich vor das Bett gelegt haben) und gehen ins Badezimmer. Sie schauen in den Spiegel, und Ihnen blickt eine junge Frau entgegen. Deren Haut ist rosig und faltenfrei, die Brüste sind so straff wie auf dem Abiturabschlußball, und ihr volles und glänzendes Haar liegt so super, daß sie sofort bei einem Shooting für die neuen Sommerfrisuren mitmachen könnte. Im selben Moment wie Sie lächelt die junge Frau, und Sie stellen erstaunt, aber auch erfreut fest: Hoppla, das bin ja ich! Das Kasperletheater der letzten Jahre mit den vielen verstrahlten Jungs, die Ihren Lebensweg gekreuzt haben, ist spurlos an Ihnen vorbeigegangen. Auch der ganze berufliche Ärger und der Streß mit Ihrem Chef läßt Sie an diesem Festtag völlig kalt und wird mit einem – natürlich faltenfreien – Lächeln quittiert. Es scheint, als ob Sie vom Alterungsprozeß völlig verschont geblieben sind.

Ein fantastischer Traum – oder bereits Realität? Nun, für uns Liebliche eröffnen sich dank neuester Forschung wahrlich ungeahnte Möglichkeiten, die man noch in den achtziger Jahren ins Reich der Märchen hätte verbannen müssen. Wunder sind natürlich noch nicht zu erwarten, aber tatsächlich gibt es heutzutage jede Menge Tricks und Mittelchen, um fünfzig Jahre lang dreißig zu sein. Darauf werden wir im Laufe dieses Buches aber noch ausführlich zu sprechen kommen. Seien Sie also neugierig!

Lassen Sie uns zunächst einmal ansehen, was in unseren Körperzellen bei dem Vorgang passiert, den wir »Altern« nennen. Auch wenn Sie sich jetzt vielleicht vorkommen wie bei meiner alten Biologielehrerin Frau Winde, die so schrecklich geschielt hat, daß bei ihr jede Zellteilung in einem vierfachen Klonen endete, so denke ich doch, daß theoretisches Wissen über die Prozesse in unserem Körper nicht schadet. Der menschliche Körper ist ein kybernetisches Kunstwerk, in dem zahlreiche Einzelsysteme genial zusammenarbeiten. Außerdem muß man den Feind im Körper kennen, um ihn zu besiegen. Unser Feind heißt »vorzeitiges Altern«, und ihm wollen wir in diesem Buch entschieden den Krieg ansagen!

Das chemische Drama in unseren Körperzellen

Die rasant zunehmende Erforschung des Alterns eröffnet eindrucksvolle Aussichten. Jüngste Entdeckungen verschlagen den Laien den Atem, da die Forscher der Lösung der letzten biologischen Rätsel von Leben und Tod immer näher kommen. Die neuesten Ergebnisse verheißen, das Dasein zu verlängern und die ungewünschten Mitbringsel des Alters weitestgehend auszuschalten.

Fast alle Alterstheorien befassen sich mit der Bildung aggressiver Molekülbruchstücke im Körper, die als sogenannte freie Radikale ihr Unwesen treiben. Die Erklärung, daß sie für den Alterungsprozeß verantwortlich sind, hat sich als die überzeugendste erwiesen.

»Was ist denn aber nun ein freies Radikal, und was macht

es mit uns?« fragte meine Freundin Simone ungeduldig, als wir auf dieses Thema zu sprechen kamen. Chemisch betrachtet, handelt es sich um ein Molekül, das einen lebenswichtigen Bestandteil verloren hat, nämlich eines von seinen elektrisch geladenen Elektronen, die in Zweiergruppen den Kern umkreisen. Um sein Gleichgewicht wiederherzustellen, versucht es verzweifelt, einem anderen Molekül ein Elektron wegzuschnappen oder sein ungepaartes Elektron abzugeben. Damit löst es ein molekulares Chaos aus, da das Elektron auf Proteine, Fette und das Erbmaterial von Zellen losschießt. Somit beginnt eine Kette biochemischer Vorgänge, an deren Ende die Zerstörung von Proteinen, der Erbsubstanz im Zellkern (DNA) und von Fettsäuren steht. Falls es sich bei der Zielscheibe um Fette handelt, so kann das Radikal destruktive Kettenreaktionen auslösen: Die Zellmembranen platzen, so daß die Zellen zerfallen. Trifft das Radikal auf Proteine, so reißt es möglicherweise Teile weg und zerstört damit deren Funktionsfähigkeit. Gilt der Angriff aber der Zelle selber – und da insbesondere den Kraftwerken der Zelle namens Mitochondrien –, dann finden Mutationen statt, die Zellen zu abnormalem Verhalten anregen. Auf gut deutsch: Der Alterungsprozeß setzt ein. Typische Schäden durch freie Radikale sind: quasi über Nacht auftretende Falten, die über kleine Lachfältchen hinausgehen, Altersflecken oder auch Augenkrankheiten wie der Graue Star. Aber nicht nur wir Menschen haben zu leiden, auch das Brüchigwerden von Gummi oder das Braunwerden von angeschnittenem Obst ist auf die Wirkung der freien Radikale zurückzuführen.

Eigentlich sind freie Radikale positiv zu bewerten, helfen sie doch bei der Abwehr von Bakterien, Viren und Pilzen. Außerdem zerstören sie krankes Körpergewebe und kranke Zellen. Diese positive Wirkung verkehrt sich allerdings ins Gegenteil, wenn die Konzentration der freien Radikale im

Körpergewebe zu stark ansteigt. Zellen werden zerstört, wir altern. Dieser Vorgang wird durch energiereiche Prozesse begünstigt, wie zum Beispiel UV-Strahlung, Nikotin, Ozon, Autoabgase und Pestizide. Man spricht auch von »oxidativem Streß«. Im schlimmsten Fall setzt ein massiver, vorzeitiger Alterungsprozeß ein: Die freien Radikale greifen körpereigene Strukturen an. Besonders die fettigen Bestandteile der Zellhüllen und die Fettsäuren der cholesterinhaltigen Fettpartikel im Blut sind davon betroffen. Die Zellteilungsvorgänge werden negativ beeinflußt, und neben einer vorzeitigen Hautalterung kann es zur Entstehung von Krebs kommen.

Erst kürzlich sah ich ein lebendes Beispiel für einen durch freie Radikale quasi über Nacht ausgelösten Alterungsprozeß. Beim Bummel durch Bonn traf ich meine frühere Kollegin Petra. Obwohl wir uns lediglich drei Jahre nicht über den Weg gelaufen waren, sah sie mindestens zehn Jahre älter aus. Mir fiel ein, daß sie sich damals standhaft gewehrt hatte, Vitamine zu sich zu nehmen oder dem Streß in der Firma durch einen Stellenwechsel zu entgehen. Die dauernden Besuche im Solarium waren ihr auch nicht auszureden gewesen. Alles Faktoren, die dafür gesorgt hatten, daß Petra vorzeitig gealtert war. So leid sie mir in diesem Moment auch tat, hatte sie doch die verdiente Rechnung für ihre Ignoranz und Sturheit bekommen. Von da an trafen wir uns wieder regelmäßig, und ich arbeite noch immer hart daran, sie zu einer anderen Lebensführung zu bewegen. Bekanntlich ist es ja nie zu spät für einen Neubeginn!

Die Rückkehr zur Jugend

Am Ende dieses Kapitels möchte ich Ihnen verraten, daß es wirksame Tricks gibt. Zum Glück hat uns Mutter Natur nämlich einige Gegenmittel an die Hand gegeben, mit deren Hilfe wir uns der freien Radikale nicht nur erwehren, sondern ihnen sogar ein Schnippchen schlagen können. Gemeint sind Vitamine und Mineralstoffe, wie wir sie in speziellen Präparaten oder in einer ausgewogenen Ernährung finden. Da sie dem Oxidationsprozeß der freien Radikale entgegentreten, werden sie auch Antioxidantien genannt.

Da man die Verwüstungen durch freie Radikale, die das Altern immens vorantreiben, stoppen, unterbrechen, ja sogar reparieren kann, sollten wir sinnvollerweise eine ganze Schwadron von Antioxidantien in unseren Körperzellen herumschwirren lassen.

Je mehr Antioxidantien vorhanden sind, um die Zelle mitsamt ihrer empfindlichen Zellmembran zu schützen, desto weniger sind die freien Radikale imstande, zuzuschlagen und Schäden zu verursachen. Je geringer die Schäden ausfallen, desto weniger ist mit den verräterischen Spuren des Alterns wie Falten, unliebsamen Fettdepots oder Haarausfall zu rechnen. Fazit: Je mehr Vitamine und Mineralstoffe wir futtern, desto jünger und begehrenswerter sehen wir aus – und werden es bleiben!

Das hört sich nicht nur einfach an, sondern ist es auch. Deshalb verlieren wir jetzt keine Zeit mehr und schauen uns einmal die Antioxidantien an, die uns helfen, die freien Radikale, die uns die Jugend und Schönheit stehlen wollen, zu bekämpfen.

3 Vitamine: Neues aus dem Garten der Ewigkeit

»Ab vierzig bekommt eine Frau das Gesicht, das sie sich verdient hat.«

Coco Chanel

Die Revolution gegen das Altern

Ende der siebziger Jahre flog ich zum ersten Mal für ein Fotoshooting nach Amerika. Während es meine Modelkolleginnen in die diversen Boutiquen zog, konnte man mich in den sogenannten *health-stores* finden. In Deutschland existierten damals zwar bereits die ersten Ökoläden mit den Mädels in lila Latzhose und Nickelbrille, aber nur in Amerika gab es all das, was ich in Deutschland vermißte: Vitaminpräparate, so weit das Auge reicht, mit einer kompetenten und freundlichen Beratung. Außerdem sahen die Verkäuferinnen in diesen Läden so ansprechend aus, daß man eine Ahnung bekam, welche Wirkung Nahrungsergänzungsmittel haben können. Wie auch immer, jedenfalls verfiel ich in einen wahren Kaufrausch, so daß ich mit einem halben Koffer Vitamine nach Hause kam. Durch die entsprechende Lektüre lernte ich, wieviel man wovon nehmen sollte, und schluckte von nun an voller Überzeugung meine tägliche Dosis. Doch meine Begeisterung wurde jäh getrübt, als meine lieben Mitmenschen mit großem Unverständnis auf meine neu entdeckte Vorliebe für Vitamine reagierten. Das fand ich zwar schade, aber zumindest bei meinen Freunden stieß ich auf Begeisterung.

In den achtziger Jahren schwappte die Vitaminwelle dann endlich auch zu uns herüber. Auf einmal war es völlig normal, Gesundheit in Form von Vitaminpillen zu schlucken. Einerseits war ich erfreut und erleichtert über diese Entwicklung, andererseits machte es mich ein wenig traurig, daß auf einmal all das als selbstverständlich galt, wofür man mich zuvor noch als durchgeknallt abgestempelt hatte. Wenn ich heute bei einem Arbeitsessen meine Tagesration an Vitaminen nehme, bemerkt das schon lange keiner mehr!

Vielleicht ist es Ihnen auch schon einmal aufgefallen: Wenn man etwas macht, was anderen Leuten unbekannt ist, hat man schnell den Ruf eines Sonderlings weg. Das gilt besonders bei allem, was mit Gesundheit zu tun hat. Darüber sollten wir jedoch erhaben sein. Meine Freundinnen ließen sich, wie bereits gesagt, bereits vor über einem Jahrzehnt von meiner Vitaminbegeisterung anstecken. Den Erfolg sieht man bei allen, und zwar über viele Jahre hinweg. An dieser Stelle liebe Grüße an Euch, meine Süßen, und vielen Dank, daß Ihr Euch als Versuchskaninchen zur Verfügung gestellt habt!

Schauen wir uns einmal an, welche Vitamine uns bei der Erhaltung von Jugend und Schönheit hilfreich zur Seite stehen, wie sie wirken und wieviel man von ihnen nehmen sollte.

Vitamin C für feste Haut

Wenn wir die Absicht haben, die nächsten Jahre eine faltenfreie Haut zu behalten, dann gibt es am Vitamin C kein Vorbeikommen!

Von kaum einem Vitamin weiß man in der letzten Zeit so viele Wunder zu berichten wie von diesem. Das Tollste: Alles ist wahr!

Linus Pauling, der zweifache Nobelpreisträger, hat sein Leben der Erforschung des Vitamin C gewidmet. Er starb

1994 im Alter von 93 Jahren an Krebs und war der festen Überzeugung, daß er sein Hinscheiden um mindestens zwanzig Jahre hinausgezögert hatte, weil er ein halbes Jahrhundert lang Vitamine eingenommen hatte. Er glaubte leidenschaftlich an die Wirkungen des Vitamin C und machte die »Mega-Dosierung« populär: hohe Dosen als Mittel zur Bekämpfung von Krankheiten wie auch zur Verlängerung des Lebens und der Jugendlichkeit. Dadurch wurde er zum Begründer der Orthomolekularmedizin, über die wir später noch sprechen werden.

Es existieren zunehmend Beweise, die Linus Pauling recht geben. Natürlich gab es auch Unkenrufe, daß so hohe Dosierungen schädlich seien und die Folge dieses exzessiven Gebrauchs Nierensteine sein könnten. Nun, nichts von alledem hat sich bewahrheitet. Das einzige, was sich bei einer Megadosis Vitamin C einstellen kann, ist Durchfall. Ansonsten sind nur Vorteile zu nennen.

Zu den routinemäßigen Aufgaben des Vitamin C zählt die Beteiligung am ständigen Aufbau von Eiweißsubstanzen und die Erhaltung von Kollagen, unserem »Zellmörtel«. Menschen mit geringem Vitamin-C-Spiegel haben eine schlechte Haut, da Vitamin C einen günstigen Einfluß auf die Gesundheit unseres Bindegewebes ausübt.

Weitere Vorteile des Vitamin C sind:

Es verlängert das Leben. Neueste Forschungen aus den USA belegen, daß selbst niedrige Mengen an Vitamin C unsere Lebenserwartung erhöhen. Die Untersuchung zeigte, daß eine tägliche Dosis von 300 bis 600 Milligramm Vitamin C die Sterblichkeitsrate der Bevölkerung um 35 Prozent senkte. Man stelle sich vor, wie viele Männer wir in diesen uns zusätzlich geschenkten Jahren so alles kennen- und liebenlernen können. Unglaublich!

Es beugt Krebs vor. Über 120 Forschungsstudien haben ergeben, daß Menschen, die regelmäßig Vitamin C schlucken, ein nur halb so hohes Krebsrisiko haben.

Es rettet die Arterien. Schon eine kleine Menge Vitamin C erhöht das gutartige HDL-Cholesterin, reduziert aber das bösartige LDL-Cholesterin, senkt hohen Blutdruck und stärkt die Wände der Blutgefäße.

Es steigert die Immunabwehr. Unser Körper setzt sich gegen infektiöse Viren zur Wehr, indem er Lymphozyten, weiße Blutkörperchen, mobilisiert. Je höher die Dosis an Vitamin C ist, desto mehr steigt die Erzeugung von Lymphozyten an.

Außerdem unterstützt Vitamin C die Immunfunktionen auch dadurch, daß es den Gehalt an Glutathion im Körper erhöht. Das ist ein antioxidationswirksamer Stoff, auf den ich später zurückkommen werde.

Es stellt die biologische Uhr zurück. Eine britische Studie ergab, daß Vitamin C den Alterungsprozeß sogar umkehren kann, indem es die weißen Blutzellen älterer Menschen biochemisch verjüngt. Bereits eine geringe Menge von 120 Milligramm trieb bei Versuchspersonen, deren Durchschnittsalter 76 Jahre betrug, in zwei Wochen die Menge der weißen Blutzellen so in die Höhe, daß sie der eines jungen Menschen von 35 Jahren gleichkam.

Es erhöht die Wirksamkeit von Medikamenten. Vitamin C mindert die Schädlichkeit vieler Medikamente und steigert gleichzeitig deren Wirksamkeit.

Es bekämpft Zahnfleischerkrankungen. Neueste Forschungsergebnisse zeigen, daß Vitamin C zerstörerische Attacken von freien Radikalen auf das Zahnfleisch abwehrt. Eine Studie aus Finnland hat ergeben, daß bei Menschen, die an Parodontose leiden, der Vitamin-C-Gehalt im Blut viel geringer ist als bei Leuten, die keine Zahnfleischprobleme haben.

Meine Großtante Hortense beträufelte angeschnittene Äpfel mit Zitronensaft – und tat damit nichts anderes, als den Angriff von freien Radikalen durch Vitamin C abzuwehren, da diese für die Braunfärbung des Fruchtfleisches verantwortlich sind.

Wollen wir den Alterungsprozeß verlangsamen, gibt es kein Vorbeikommen am Zaubermittel Vitamin C. Aber wie wirkt es genau?

Vitamin C ist ein stark wasserlösliches Antioxidans, das freie Radikale in den wäßrigen Gewebeteilen »fängt« und »entwaffnet«. Interessant ist außerdem, daß es erschöpftes Vitamin E und Glutathion regeneriert und Enzyme zur Suche nach freien Radikalen antreibt.

Wer benötigt verstärkt Vitamin C? Vor allem Frauen im letzten Drittel der Schwangerschaft, stillende Mütter, Anhänger des blauen Dunstes und Fast-food-Freaks, Menschen, die täglich Medikamente einnehmen, oder Alkohol- und Drogenkonsumenten und jeder, der Wert auf sein Aussehen legt.

Die billigste Art, Vitamin C zu sich nehmen, ist in Form von Ascorbinsäurepulver. In einem Glas Wasser aufgelöst, ergibt es ein erfrischendes Getränk Der Nachteil ist, daß der Zahnschmelz angegriffen wird. Empfindliche Menschen können ferner mit Durchfall reagieren. Ich selbst nehme seit einiger Zeit ein Präparat namens Cetebe. Diese Retardkapseln setzen das Vitamin nach und nach frei, so daß die Wirkung über Stunden anhält. Für Menschen mit sensiblem Magen zu empfehlen, weil sich so der Durchfall vermeiden läßt.

Medizinische Bezeichnung: Ascorbinsäure
Tägliche Mindestmenge: 250 bis 1000 Milligramm.

Gefahr der Überdosierung: ist nicht gegeben, wird mit dem Urin ausgeschieden.
Natürlich vorkommend in: frischen Früchten, Tomaten, Paprika.
Die Aufnahme wird gestört oder behindert durch: Erhitzen der Nahrung, Einnahme von Hormonen (Pille). Rauchen erhöht den Bedarf, Aspirin die Ausscheidung.
Mangelerscheinungen: Zahnfleischbluten, Erschlaffung des Gewebes, Falten. Besonderheiten: Vitamin C ist hitze-, licht- und sauerstoffempfindlich.

Vitamin E: Superchampion gegen das Altern

Meine Freundin Tina muß immer kichern, wenn sie ihre tägliche Ration Vitamin E einnimmt, da es auch das »Fruchtbarkeitsvitamin« genannt wird. Dabei hat sie die Sache mit dem Kinderkriegen bereits früh ad acta gelegt: »Meine Mutter hatte mir gerade gestanden, daß es den Weihnachtsmann nicht gibt, und da dachte ich, es sei der richtige Moment, ihr mitzuteilen, daß sie niemals Enkel haben wird!«

Zumindest bis heute ist es dabei geblieben, aber man sollte ja niemals nie sagen. Wie auch immer, selbst wenn Sie ansonsten keine Vitamine einnehmen, empfiehlt es sich, beim Vitamin E eine Ausnahme zu machen. Leider ist es nämlich so, daß es praktisch unmöglich ist, die zur Bekämpfung von Krankheiten sowie zur Steigerung der Immunkräfte notwendige Dosis über die Nahrung aufzunehmen. Es sei denn, Sie nehmen täglich über 5000 Kalorien zu sich und davon die meisten in Form von Fett. Was Ihre Waage dazu meinen würde, brauche ich Ihnen wohl nicht zu erzählen.

Vitamin E ist ein Antioxidans, das uns im Kampf gegen das Altern unterstützt. Wenn man Forscher nach dem wichtigsten Vitaminzusatz zur Vermeidung von Alterserscheinungen fragt, nennen sie fast immer Vitamin E.

Dabei ist das nichts Neues: Bereits 1940 stellten russische und amerikanische Wissenschaftler unabhängig voneinander fest, daß Leistungssportler nach der Gabe von 100 Gramm reinem Weizenkeimöl – also Vitamin E pur – belastbarer waren. Sie verfügten über »better wind« – im Klartext heißt das, daß ihrem Körper mehr Sauerstoff zu Verfügung stand, der die Ausdauer in Training und Wettkampf steigerte, gleichzeitig aber auch die Erholungszeiten deutlich verkürzte.

Die neuesten Erkenntnisse über Vitamin E haben die Schulmediziner in ihrem Glauben an das alte Diktum erschüttert, daß wir uns mit der Nahrung alle wichtigen Stoffe zuführen. Die Wirkungen einer Nahrungssupplementierung mit Vitamin E sind mannigfaltig:

Es wirkt gegen Herzanfälle. Zwei Forschungsprojekte der Harvard University haben gezeigt, daß Vitamin E das Auftreten von Herzkrankheiten um 41 Prozent reduzierte. Zusätzlich verringerte sich auch das Risiko eines Schlaganfalls um 29 Prozent, die Sterblichkeitsrate ging um 13 Prozent zurück.

Vitamin E wirkt nicht über Nacht. Die Harvard-Forschungen belegen, daß mindestens zwei Jahre lang Vitamin E eingenommen werden muß, bevor die optimale Wirkung einsetzt. Die Studie weist ebenfalls nach, daß die Nichteinnahme von Vitamin E ein ebenso hohes Risiko wie Rauchen birgt. Eine Testuntersuchung der Weltgesundheitsorganisation WHO in zehn europäischen Großstädten zeigte außerdem, daß ein hoher Vitamin-E-Spiegel im Blut besser zur Verhütung von tödlichen Herzanfällen ist als eine Reduzierung des Cholesterinspiegels.

Es verzögert den Alterungsprozeß von Gehirn und Blut. Mit

den Jahren hinterlassen die freien Radikale Spuren in unseren Zellen, und zwar in Form einer Akkumulation von Alterspigmenten, auch Lipofuscin genannt. Der Gehalt an Lipofuscin in den Zellen sank bei älteren Patienten, die Vitamin E einnahmen, ganz wesentlich. Ferner verbesserte sich die Blutzirkulation. Die Wissenschaft ist momentan der Theorie auf der Spur, daß hohe Gaben von Vitamin E helfen, Alzheimer zu verhindern.

Es unterstützt die Wundheilung. Bereits vor vielen Jahren veröffentlichten US-Dermatologen ihre erstaunlichen Erkenntnisse über Heilungsprozesse der Haut bei äußerer und innerer Anwendung von Vitamin E. Es handelte sich um Verletzungen, Verbrennungen, Operationsnarben und Strahlenschäden. Zur Bildung von glattem, narbenlosem Gewebe ist vermehrt Sauerstoff nötig. Bei jeder Hautverletzung werden Blutgefäße zerstört, und die reguläre Versorgung mit Nährsubstanzen und Sauerstoff über die Blutbahn kommt nur langsam wieder in Gang. Dieser Vorgang wird durch Vitamin E beschleunigt, und die Heilung erfolgt schneller. Interessant ist in diesem Zusammenhang auch die Tatsache, daß nach Schönheitsoperationen von Ärzten hohe Vitamin-E-Gaben verschrieben werden.

Vitamin E verbessert das Hautbild auch, wenn keine Verletzungen vorliegen. Die Widerstandskraft gegen Sonneneinstrahlung und andere Witterungseinflüsse sowie Austrocknung und Runzelbildung werden augenfällig verbessert. Russische Publikationen erwähnen die glättende Wirkung von Vitamin E auf vorzeitig gealterte Haut sowie die Rückgewinnung der natürlichen Haarfarbe bei deren vorzeitiger Ergrauung.

Welche Art von Vitamin E ist nun aber die beste? Natürliches oder synthetisches? Experten meinen heute, daß dies keine große Rolle spiele. Die biologisch aktivste Form ist das

α-Tocopherol. Ein d vor dem α-Tocopherol bedeutet, daß es aus natürlichen Quellen stammt, ein dl, daß es synthetisch ist.

Tägliche Mindestmenge: 400 bis 800 IE gelten als sicher.
Gefahr der Überdosierung: keine, selbst bei Langzeitdosen von über 2000 IE.
Natürlich vorkommend: in allen fetten Nahrungsmitteln wie Ölen, Nüssen.
Die Aufnahme wird gestört oder behindert durch: Einnahme von anorganischem Eisen, Östrogen, Chlor und gechlortem Wasser.
Mangelerscheinungen: sind in unseren Breitengraden unbekannt.
Besonderheiten: Vitamin E ist licht- und sauerstoffempfindlich, aber hitzestabil.

Der B-Komplex für gute Nerven

Geht Ihnen mal wieder alles auf die Nerven, ohne daß dafür ein gravierender Grund vorliegt? Reicht bereits die berühmte Fliege an der Wand, um Sie auf hundertachtzig zu bringen? Dann leiden Sie aller Wahrscheinlichkeit nach an einem Mangel an Vitaminen der B-Gruppe.

Von schlechten Nerven kann ich weiß Gott einiges erzählen: Vor zwanzig Jahren jettete ich von einem Fotoshooting zum nächsten, hüpfte bei den Modewochen über die Laufstege von Paris, Mailand und New York – und war ein unausstehliches Nervenbündel! Hyperzappelig, wie ich damals war, habe ich bestimmt so manchen Fotografen, der mich zum Ruhigsitzen animieren wollte, zum Wahnsinn gebracht – bis ich die segensreichen Wirkungen des Vitamin-B-Komplexes entdeckte und binnen kurzer Zeit ruhiger wurde. Welch Glück für meine Mitmenschen!

Um mit einem guten Nervenkostüm ausgestattet zu sein und um den Alterungsprozeß hinauszuzögern, sind alle Mitglieder der B-Gruppe wichtig. Schauen wir uns die einzelnen Formen einmal genauer an.

B_{12} (Cobalamin)

Wenn Sie einen älteren Menschen kennenlernen, der unerklärliche neuropsychiatrische Probleme hat – sprich sich manchmal danebenbenimmt –, sollten Sie immer einen B_{12}-Mangel vermuten. Schon ein leichter Mangel, der übrigens bei einem Fünftel der über 65jährigen auftritt und kaum nachgewiesen werden kann, führt zu Senilität, Alzheimer oder Demenz.

Die meisten Patienten genesen durch eine Behandlung mit B_{12} jedoch wieder. Wartet man nach dem Auftreten von neurologischen Symptomen länger als ein Jahr, könnte es zu spät sein, um die Schäden zu stoppen oder gar rückgängig zu machen. Vorbeugen ist auch hier demzufolge besser als heilen. Selbst Menschen mit normalen B_{12}-Werten verfügen oftmals nicht über die für das Stoffwechselgeschehen notwendige Menge dieses Vitamins im Blut.

Wie faszinierend die Auswirkungen einer Behandlung mit Vitamin B_{12} sind, konnte ich am Großonkel meiner Freundin Ilona beobachten. Der alte Herr war ziemlich senil, bevor ein ganzheitlich orientierter junger Arzt die Betreuung der alten Leute in Onkel Heinrichs Seniorenheim übernahm und Vitamin B_{12} auf den täglichen »Speiseplan« setzte. Die Verwandlung war verblüffend, funktionierte das Gedächtnis des guten Onkels doch bald wieder hervorragend. Die Tatsache, daß Ilona ihren Großonkel urplötzlich dreimal die Woche besuchte, war allerdings wohl eher dem Umstand zuzuschreiben, daß besagter Arzt rotblond wie Robert Redford und zudem noch ein extrem handliches Kerlchen war – aber das ist wieder eine andere Geschichte.

Um auf das Vitamin B_{12} zurückzukommen: Warum warten, bis es zu einem Mangel kommt? Da wir die Folgen kennen und sich der Mangel gemeinerweise ohne warnende Vorzeichen anschleicht, ist das Einnehmen von B_{12}-Präparaten die beste Absicherung, um das Risiko der Senilität drastisch zu reduzieren.

Tägliche Mindestmenge: 500 bis 1000 Mikrogramm.
Gefahr der Überdosierung: keine. B_{12} wirkt auch in hohen Dosen nicht toxisch.
Natürlich vorkommend: nur in tierischen Nahrungsmitteln wie Fleisch und Fisch.
Die Aufnahme wird gestört oder behindert durch: weißen Zucker, Einnahme von Antibiotika, Entwässerungsmitteln und Antibabypille, Darmstörungen nach Operationen. Die Aufnahme und Verwertung ist kompliziert und erfolgt mit Hilfe eines Stoffes, der »intrinsic factor« genannt wird. Fehlt dieser, kommt es zu Anämie.
Mangelerscheinungen: brennende Zunge, Störungen des peripheren und zentralen Nervensystems.
Besonderheiten: licht-, sauerstoff- und hitzeempfindlich.

B_1 (Thiamin)

Bereits ein geringe Unterversorgung bewirkt eine verminderte Gedächtnisleistung, Gereiztheit, depressive Verstimmung und die Unfähigkeit, sich trotz aller Anstrengungen zu konzentrieren. Diese Symptome werden von vielen Ärzten als Neurose abgetan, dabei ist oft lediglich ein Mangel an Vitamin B_1 verantwortlich.

In klinischen Versuchen konnten durch die Gabe von B-Vitaminen Symptome wie innere Unruhe, Schlaflosigkeit und Veränderungen in der Persönlichkeitsstruktur gelindert oder gar beseitigt werden. Die Patienten dieser Versuchsreihe waren verständlicherweise ziemlich verärgert, daß ihnen zuvor kein Arzt gesagt hatte, welcher Ernährungsmangel bei ihnen vorlag und warum alle verabreichten Medikamente keine Besserung gebracht hatten.

Auch bei vielen Patienten mit Herz-Kreislauf-Erkrankungen ist eine Unterversorgung mit B_1 festzustellen. Für die Erhaltung einer gesunden Herztätigkeit ist also eine ausreichende Versorgung mit B_1 sehr wichtig. Die übermäßige Aufnahme von Kaffee und leeren Kalorien durch Zucker, Weißmehlprodukte und Alkohol kann unseren Thiamin-Stoffwechsel kurzerhand matt setzen, weil diese Nahrungsmittel nur minimale Mengen an B_1 bieten, dagegen aber ein reichliches Angebot von Vitamin B_1 benötigen, um verstoffwechselt zu werden.

Interessant ist auch, daß der Chlorgehalt im Trinkwasser ein Vitamin-B-Räuber besonderer Art ist: Wissenschaftler kochten Naturreis in destilliertem und in gechlortem Wasser und stellten fest, daß in gechlortem Wasser gegarter Reis 36 Prozent weniger Vitamin B_1 enthielt als der in chlorfreiem Wasser gekochte.

Tägliche Mindestmenge: 1,5 mg.
Gefahr der Überdosierung: ist nur bei extrem hoher und langer Einnahme möglich.
Natürlich vorkommend in: Vollkornbrot, Weizenkeimen, grünem Gemüse.

Die Aufnahme wird gestört oder behindert durch: Alkohol, Abführ- und Entwässerungsmittel, gestörte Darmflora.
Mangelerscheinungen: Müdigkeit, Ödeme, Muskelschwäche, Nervosität.
Besonderheiten: hitze- und sauerstoffempfindlich.

B_2 (Riboflavin)

Unser Organismus benötigt Vitamin B_2 für die Umwandlung von Zucker und Stärke in Energie und um gemeinsam mit Phosphor und Aminosäuren den Aufbau von mindestens fünf stoffwechselaktiven Enzymen einzuleiten.

B_2 ist für die Gehirnfunktion außerordentlich wichtig, da einige Steuerungsstoffe auf Riboflavin angewiesen sind. US-Studien zufolge steigt der Bedarf an B_2 durch ein überhöhtes Eiweißangebot. Vitamin E bewahrt Riboflavin vor der raschen Zerstörung durch Oxidationsprozesse.

Tägliche Mindestmenge: 2 mg.
Gefahr der Überdosierung: besteht nicht, da es mit dem Urin ausgeschieden wird.
Natürlich vorkommend in: Huhn, Avocados, Mandeln.
Die Aufnahme wird gestört oder behindert durch: Alkohol, Einnahme von Antibiotika und Entwässerungsmitteln, Antibabypille.
Mangelerscheinungen: rote und juckende Augen, Lichtempfindlichkeit, brennende Zunge, Nasolabialfalten um den Mund.
Besonderheiten: licht-, hitze- und sauerstoffempfindlich, unbedenkliche Gelbfärbung des Urins.

B_3 (Niacin, Nicotinamid)

Neben den richtigen Männern an unserer Seite – manchmal reicht bereits einer aus – wird unsere geistig-seelische Ausgewogenheit vom Vitamin B_3 kräftig unterstützt. Das Nicotinamid (mit Nikotin im üblichen Sinne hat es nichts zu tun) wird seit geraumer Zeit als Beruhigungsmittel eingesetzt und von Schweizer Experten in seiner Wirkung mit Valium gleichgesetzt. Allerdings besitzt Vitamin B_3 selbst in höheren Dosierungen keine gesundheitsschädigenden Nebenwirkungen.

Etwa vierzig biochemische Abläufe unseres Körpers benötigen B_3. Sie betreffen die Gesundheit von Haut, Haaren, Magen, Schilddrüse und Nebennieren.

Um streßbedingten Verdauungsstörungen, Angstzuständen, Schlafstörungen und Stimmungsschwankungen vorzubeugen, raten Experten zu höheren Gaben als der empfohlenen Tagesdosis. Unter klinischer Kontrolle eingesetzt, mildert Vitamin B_3 den Suchtdruck bei Alkohol- und Drogenentzug.

Tägliche Mindestmenge: 9 bis 20 mg.
Gefahr der Überdosierung: keine.
Natürlich vorkommend in: Fisch, Truthahn, Sardinen, Vollkornprodukten.
Die Aufnahme wird gestört oder behindert durch: wie B_{12}.
Mangelerscheinungen: Schuppung der Haut, eingerissene Mundwinkel, Vergeßlichkeit, kalte Hände und Füße, Depressionen.

Vitamin B_5 (Pantothen)

Pantothen kommt aus dem Griechischen und bedeutet »von allen Seiten«. Dementsprechend sollte diese Nahrungssubstanz auch zur Verfügung stehen. Dunkelgrüne Gemüse und das volle Korn enthalten es, jedoch scheint die empfindliche, wasserlösliche Substanz in unserer denaturierten Nahrung in zu geringen Mengen vorzukommen, so daß wir nicht genügend davon aufnehmen. Dabei ist ein Mangel nicht auf die leichte Schulter zu nehmen, da er bereits nach sechs Monaten eine Schädigung des zentralen Nervensystems zur Folge haben kann. Amerikanische Strafgefangene unterzogen sich freiwillig einem Pantothenmangel. Nach kurzer Zeit litten sie an Muskelschwäche, Herzjagen, Zittern der Hände, Schwindel, Müdigkeit und Kopfschmerzen. Außerdem wurden sie außerordentlich reizbar, streitsüchtig und depressiv.

Die Orthomolekularmedizin setzt Vitamin B_5 in einer hohen Dosierung von 10 bis 15 Gramm (!) als Kalziumpantothenat zur Heilung der Schmetterlingsdermatose (Lupus erythematodes) in. Bei subakuten Stadien dieser Hautkrankheit, die manchmal auch innere Organe schädigt, tritt die Besserung nach etwa einem Monat ein, bei chronischen Stadien nach einem halben Jahr.

Untersuchungen ergaben, daß sich der Alterungsprozeß durch ausreichende Versorgung mit Pantothen deutlich verlangsamen läßt. Neben seiner Antistreßwirkung schützt es gegen Strahlenbelastung.

Wenn Sie sich regelmäßig abgespannt, ausgelaugt und elend fühlen, kann die fünffache Menge der empfohlenen Tagesdosis angezeigt sein. Bessert sich Ihre Befindlichkeit, sollten Sie die Dosis reduzieren. In amerikanischen Streßforschungsprojekten erhielten die Testpersonen 10 000 mg Pantothen pro Tag. Es wurden nur positive Reaktionen verzeichnet.

Tägliche Mindestmenge: 10 mg.
Gefahr der Überdosierung: keine, wird im Urin ausgeschieden.

Natürlich vorkommend in: Weizenkeimen, Gelée royale, dunkelgrünem Gemüse, Eigelb.
Die Aufnahme wird gestört oder behindert durch: gestörte Darmflora.
Mangelerscheinungen: frühzeitiges Ergrauen der Haare, Lichtempfindlichkeit, Verstopfung, Nervosität, Hautkrankheiten.
Besonderheiten: unempfindlich gegen Licht und Sauerstoff.

B_6 (Pyridoxin)

Wenn Ihr Körper nicht genügend Vitamin B_6 bekommt, sind Sie für die klassischen Symptome des Alterns anfälliger. Die geistigen Kräfte lassen nach, das Immunsystem versagt, Herzprobleme und möglicherweise sogar Krebs treten auf: Das alles sind die Folgen eines Mangels an Vitamin B_6, der übrigens erstaunlich häufig vorkommt. Besonders für ältere Menschen ist er gefährlich, weil sie die Vitamine der B-Gruppe nicht mehr so gut aufnehmen. Laut Forschung der Tufts University lebt rund ein Drittel der älteren Menschen mit zu geringen B_6-Werten. Vitamin B_6 wirkt in folgender Weise auf unseren Körper:

Es verbessert die Gehirntätigkeit. Eine Untersuchung aus Holland wies nach, daß dreimonatiges Einnehmen von 20 Milligramm Vitamin B_6 das Langzeitgedächtnis von Versuchspersonen, die über siebzig Jahre alt waren, verbesserte. Jetzt vermuten Forscher, daß B_6 den altersmäßigen Verfall des Erinnerungsvermögens hinauszögern kann.

Es kurbelt das Immunsystems an. Ein Mangel an B_6 dezimiert die Lymphozyten, die Soldaten des Immunsystems. Dadurch kommt es zu einer Drosselung der Erzeugung von Interleukin-2, dem Stoff, der das Wachstum der unverzichtbaren und für das Immunsystem so wichtigen T-Helferzellen fördert. In Untersuchungen konnte diese Funktion bei älteren Versuchspersonen wieder völlig hergestellt werden, indem sie drei Wochen lang täglich Vitamin-B_6-Präparate einnahmen.

Es »rettet« die Blutgefäße. B_6 spielt eine große Rolle im Kampf gegen Homozystein, einem Zerstörer von Blutgefäßen. In Zusammenwirkung mit Folsäure aktiviert B_6 ein Enzym, das in der Lage ist, Homozystein zu knacken. Dieses Blutprotein wird heutzutage als ein großer Risikofaktor für Herzkrankheiten angesehen. Alle Untersuchungen zeigen übereinstimmend, daß sich für Menschen mit niedrigem B_6-Gehalt des Blutes die Gefahr eines Herzinfarktes und Schlaganfalles erhöht.

Tägliche Mindestmenge: 10 bis 50 Milligramm.
Gefahr der Überdosierung: Höhere Dosen können neurologische Symptome hervorrufen, ab 500 bis 1000 Milligramm sind Gefahren für das Nervensystem festgestellt worden.
Natürlich vorkommend in: Meeresfrüchten, Nüssen, Bananen, Sojabohnen.
Die Aufnahme wird gestört oder behindert durch: Einnahme von Antibiotika, Entwässerungsmitteln, der Antibabypille, weißem Zucker; Darmstörungen nach Operationen.
Mangelerscheinungen: Mundgeruch, Jugendakne, Zahnerkrankungen, Ekzeme und andere Hautstörungen, Schlaflosigkeit, Schwindel.
Besonderheiten: lichtempfindlich, hitzestabil.

Vitamin B_9 (Folsäure)

Wenn den Zellen Folsäure fehlt, können wir unserer Jugend getrost adieu sagen, denn dann befinden wir uns definitiv auf der Spur des raschen Alterns. Folsäure gehört in der Erforschung des Alterungsprozesses zu den strahlenden neuen Superstars, hat sie doch breite Auswirkungen. Wie das Vitamin B_{12} kann sie die geistigen Fähigkeiten erhalten. Sie hebt unsere Stimmung, verhütet Depressionen und kann sogar Krebs abwehren. Schwangere sollten auf jeden Fall Folsäure zu sich nehmen, weil sie davor schützt, daß Babys mit dem sogenannten »offenen Rücken« geboren werden. Das Rühmlichste aber ist die Fähigkeit der Folsäure, unsere Arterien vor dem bereits erwähnten Übeltäter namens Homozystein zu retten.

Folsäure wirkt positiv auf unseren Verstand. Dr. E. H. Reynolds von der King's College School of Medicine and Dentistry in London sagt, daß Symptome geistiger Erkrankungen, wie Depressionen, Gedächtnisverlust und Demenz, häufiger bei Menschen mit niedrigen Folsäurewerten vorkommen. Er zitiert eine Studie, derzufolge ältere Patienten mit zu niedrigen Folsäurewerten dreimal häufiger an geistigen Störungen litten als Menschen gleichen Alters, die über normale Folsäurewerte verfügten. Schon 400 Mikrogramm täglich helfen, den geistigen Störungen entgegenzuwirken.

Erschreckende Nachricht kommt von der Universität Gießen. In einer Studie wurde festgestellt, daß schon junge Menschen durch schlechte Ernährung unter Folsäuremangel leiden. Folge sind eine schwache seelische Stabilität, schlechtes Konzentrationsvermögen und ein Mangel an Selbstbewußtsein. Als die Versuchspersonen acht Wochen lang Folsäurepräparate bekamen, besserten sich die Symptome drastisch, und das bereits bei geringer Dosierung.

Sie bekämpft Krebs. B_9 hilft Krebserkrankungen abzublokken, vor allem dann, wenn sich eine Veränderung der Zellen vor dem bösartigen Stadium erkennen läßt.

Studien zeigen, daß Folsäuremangel anfälliger für Lungen-, Speiseröhren- und Brustkrebs macht. Ebenfalls fördert er eine Form der Polypenbildung, die dem Dickdarmkrebs vorausgeht. Forscher der Universität Harvard fanden in einem Test mit 16 000 Frauen heraus, daß diejenigen mit den höchsten Folsäurespiegeln am wenigsten Polypen im Dickdarm aufweisen. Die Forscher verfolgen jetzt die Theorie, daß Folsäure den Prozeß abblockt, der Krebsgene aktiviert.

Tägliche Mindestmenge: 400 Mikrogramm.
Gefahr der Überdosierung: Selbst hohe Dosen von 5000 bis 10 000 Mikrogramm haben keine Nebenwirkungen gezeigt.
Natürlich vorkommend in: Spinat, Zitrusfrüchten.
Die Aufnahme wird gestört oder behindert durch: Antibiotika, Mittel gegen Magensäure.
Mangelerscheinungen: Haarausfall, Kreislaufstörungen, fahle Hautfarbe, Müdigkeit, Depressionen.
Besonderheiten: sehr lichtempfindlich, sehr hohe Wasserlöslichkeit.

Vitamin P (Rutin)

Rutin wird zum Vitamin-C-Komplex gezählt. Gerade für diejenigen unter uns, die zu geplatzten Äderchen neigen – und davon kann ich ein Lied singen –, ist es ein Segen. Als Couperosetherapie setzte ich es immer wieder gerne erfolgreich ein (siehe Kapitel 8). Es »dichtet« Zellwände ab und beugt somit der Brüchigkeit der kleinen Blutgefäße vor. Darüber hinaus strafft es die glatte Muskulatur der erschlafften Venenwände und schützt somit vor Krampfadern. Da Rutin über eine leicht entwässernde Wirkung verfügt, werden Rutinpräparate mit sehr gutem Erfolg zur Linderung von Beinbeschwerden (wie zum Beispiel dem lästigen Schweregefühl) eingesetzt und sind trotz der durchschlagenden Wirkung völlig nebenwirkungsfrei.

Tägliche Mindestmenge: 300 mg.
Gefahr der Überdosierung: ist nicht gegeben.
Natürlich vorkommend in: Erdbeeren, grünem Paprika, Zitrusfrüchten.
Mangelerscheinungen: geplatzte Äderchen (auch im Auge), Neigung zu Krampfadern und Besenreisern, Koronarthrombosen.
Besonderheiten: hitzeempfindlich.

PABA

Leider kommt PABA (Para-Amino-Benzoesäure) in keinem deutschen Vitaminprodukt vor. Warum, ist mir wahrlich ein großes Rätsel, aber leider wird es von der konservativen Medizin noch immer wie ein Stiefkind behandelt.

Es wirkt zum Beispiel gegen ein vorzeitiges Grauwerden der Haare (siehe Kapitel 10), wobei es ein »Partner« der Folsäure ist. Als Bestandteil einiger Sonnenschutzmittel wirkt es gegen Schäden durch UV-Strahlen. In hohen Dosierungen hilft es sogar gegen hartnäckige Ekzeme.

Tägliche Mindestmenge: 100 mg.
Gefahr der Überdosierung: ist nur bei exzessivem Gebrauch möglich.
Natürlich vorkommend in: Eiern, Joghurt, Weizenkeimen.
Die Aufnahme wird gestört oder behindert durch: angegriffene Darmflora, hohen Kaffeekonsum.
Mangelerscheinungen: frühzeitiges Ergrauen der Haare, Müdigkeit, Anämie.

Pro-Vitamin A schützt nicht nur die Augen

Haben Sie schon einmal ein Kaninchen mit Brille gesehen? Dieser wirklich uralte Witz illustriert die Wichtigkeit des Pro-Vitamin A für unsere Augen.

Die Wirksamkeit der Vitamine C und E haben wir ja bereits kennengelernt. Eine maximale Verlangsamung des Alterungsprozesses erreichen wir allerdings nur, wenn wir unserem Körper ausreichende Mengen von Pro-Vitamin A, auch Beta-Carotin genannt, zuführen.

Beta-Carotin ist das orangefarbene Pigment, das bereits vor anderthalb Jahrhunderten aus der Möhre isoliert wurde. Es hat besondere Antioxidanswirkstoffe, die dort einsetzen, wo andere Vitamine aufhören zu wirken. Es hilft, Herzkrankheiten, Krebs, grauen Star und nachlassende Immunkräfte, kurzum den allgemeinen körperlichen Verfall zu verhüten oder sogar umzukehren. Es schützt den Zusammenhalt unserer Zellen, indem es freie Radikale vernichtet, die uns die Jugend stehlen wollen. Im Körper wird es in Vitamin A umgewandelt, mit dem wir es aber nicht verwechseln dürfen, denn Vitamin A wird aus tierischen Nahrungsmitteln, wie zum Beispiel Fischleber, gewonnen und kann sich in der Leber bis hin zu toxischen Gehalten aufbauen. Bei Vitamin A ist daher die Gefahr einer Überdosierung gegeben, bei Beta-Carotin hingegen nicht.

Was bewirkt Pro-Vitamin A gegen das Altern?

Es stärkt unser Immunsystem. Eine Studie der University of Arizona hat gezeigt, daß Beta-Carotin die Zahl der Immunzellen im menschlichen Körper erheblich erhöht. Die Testpersonen, denen man zwei Monate lang täglich 60 Milligramm

Beta-Carotin verabreichte, hatten mehr natürliche Killerzellen, T-Helferzellen und aktivere Lymphozyten. Diese Immunzellen helfen, den Körper gegen Krebs und Infektionen zu schützen.

Es wehrt Krebs ab. Wir sollten nicht mit Beta-Carotin knausern, wenn wir Krebs verhüten wollen. Über hundert Forschungsarbeiten haben gezeigt, daß Menschen, deren Blut viel Beta-Carotin enthält, ein um fünfzig Prozent geringeres Krebsrisiko aufweisen. Das gilt besonders für Lungen-, Speiseröhren-, Darm- und Brustkrebs. Eine bahnbrechende Studie der John Hopkins University zeigte, daß Menschen mit niedrigen Beta-Carotin-Werten viermal anfälliger waren für eine besonders aggressive Art des Lungenkrebses, die auf Rauchen zurückzuführen ist. Wunder geschehen allerdings nicht über Nacht: Den fachlichen Autoritäten zufolge muß Beta-Carotin mindestens zwölf Jahre eingenommen werden, um den Ausbruch von Lungenkrebs zu verhindern. Doch bereits nach zwei Jahren ist das Risiko, an Herzleiden zu erkranken, reduziert.

Das in Früchten und Gemüse enthaltene Beta-Carotin befindet sich innerhalb der Zellwände, die aus Zellulose bestehen und vom Menschen nicht verdaut werden können. Für unsere Küchenpraxis bedeutet das: Die Zellwände müssen durch Schneiden, Hacken und Kochen aufgebrochen werden. Von einer rohen Möhre wird nur ein Prozent des Pro-Vitamins aufgenommen. Dünstet man sie aber unter Zugabe von Fett, so findet eine Absorption von bis zu 20 Prozent statt. Trinken wir die Möhre als Saft, dem ein Löffel Öl zugegeben wird, so wird das gesamte Angebot aufgenommen. Er sollte allerdings unverzüglich getrunken werden, da Beta-Carotin durch Luftsauerstoff rasch oxidiert und verlorengeht.

Tägliche Mindestmenge: 10 bis 15 Milligramm.
Gefahr der Überdosierung: bei Beta-Carotin keine. Vom Vit-

amin A sollten Erwachsene täglich nicht mehr als 5000 bis 10 000 IE einnehmen.
Natürlich vorkommend in: Möhren, Tomaten, Aprikosen, Petersilie, Spinat.
Die Aufnahme wird gestört oder behindert durch: zu fettarmes Essen, gestörte Darmflora, Cortison, exzessiven Genuß von Alkohol, Kaffee, Nikotin.
Mangelerscheinungen: verminderte Sehfähigkeit, Nachtblindheit, Falten, stumpfe Haare, verminderter Geruchssinn, schuppige Haut.
Besonderheiten: Es kann zu einer Gelbfärbung der Haut kommen, die jedoch unbedenklich ist.

Vitamin H: Volles Haar und feste Nägel

Vitamin H wird auch Biotin genannt und ist ein Turbo-Schönmacher. Früher hieß es, man bräuchte keine Zusatzpräparate, weil Biotin in einem gesunden Darm gebildet wird. Heute, wo fast alle Menschen unter Darmproblemen leiden, ist eine Nahrungsergänzung wichtiger denn je, zumal auch die Einnahme von Medikamenten die Absorption von Biotin im Endabschnitt des Darmes behindert.

Bereits ein leichter Biotinmangel kann Haarausfall, Hautentzündungen, Ekzeme und brüchige Nägel verursachen. In Japan wird es in hohen Dosierungen zur Therapie von Hefepilzen im Darm (Candida albicans) eingesetzt. In Modelkreisen ist es als das Mittel für schöne, glänzende Haare schlechthin bekannt.

Das am höchsten dosierte Präparat ist »Gabunat« mit 5 mg pro Kapsel und sollte alle paar Monate als Kur für Haare und Nägel eingesetzt werden.

Tägliche Mindestmenge: 300 μg (1000 μg = 1 Milligramm).
Gefahr der Überdosierung: keine.
Natürlich vorkommend in: Eigelb, Hefe, Fisch, Rosinen.
Die Aufnahme wird gestört oder behindert durch: die Einnahme von Antibiotika und Abführmitteln.
Mangelerscheinungen: fahle, schuppige Haut, Haarausfall, Blässe.
Besonderheiten: hitzestabil.

Coenzym Q-10: Die Altersvorsorge

Q-10 ist der neue Superstar unter den verjüngenden Nahrungsmittelergänzungen und in Deutschland erst seit Anfang der Neunziger bekannt. Es wird auch Ubiquinol oder Vitamin Q genannt. Professor Anthony W. Linnane ist der Meinung, daß bei jedem Menschen über fünfzig das Einnehmen von Q-10-Präparaten alterndes Gewebe reaktivieren und die Auswirkungen des Alterungsprozesses sowie altersbedingter Krankheiten mindern kann.

Es stärkt Herz, Gehirn, Immunfunktionen und die allgemeine Widerstandskraft. In hohem Alter kann es uns jünger und munterer machen. Ähnlich dem Vitamin E schützt es unsere Zellen vor der Oxidation von Fettmolekülen oder dem Eindringen wildgewordener Radikale. In vielen Ländern wird es schon seit Jahren zur Behandlung von chronischen Alterskrankheiten eingesetzt. In Japan gab es bereits 1976 mehrere großangelegte Versuche, die die positiven Auswirkungen von Q-10 bestätigten. In Israel wird es in den kardiologischen Abteilungen der Krankenhäuser routinemäßig verabreicht. In Schweden und Italien wurde erforscht, daß niedrige Q-10-Werte im Blut von Herzpatienten den Tod ankündigen. Als Ergänzung zur konventionellen Therapie wird dort Q-10 verabreicht.

Tägliche Mindestmenge: 50 bis 150 Milligramm.
Gefahr der Überdosierung: keine; Q-10 gilt als eine der sichersten Substanzen.
Natürlich vorkommend in: fettem Fisch wie Makrelen und Sardinen, Sojaöl, Erdnüssen.
Mangelerscheinungen: wirken sich erst nach Jahren aus, dann aber durch massive Alterungserscheinungen.
Besonderheiten: sollte zusammen mit Vitamin E und Selen eingenommen werden, um seine optimale Wirkung zu entfalten.

Der dreifache Antioxidans-Hit

Wir sehen, daß jedes Vitamin für sich wahre Wunder vollbringt. Wenn wir sie aber miteinander kombinieren, sind sie eine unschlagbare Front gegen das Altern und den körperlichen Verfall.

Nehmen wir nur die Dreiertruppe Vitamin E, C und Beta-Carotin. An der Universität Harvard wurde in einem Versuch an 87 000 Krankenschwestern festgestellt, daß bei denjenigen, die durch ein Zusatzpräparat viel Vitamin E bekamen, die Gefahr einer ernsthaften Herzerkrankung um 34 Prozent sank. Durch das Einnehmen großer Mengen von Beta-Carotin wurde das Risiko um 22 Prozent gemindert und durch hohe Vitamin-C-Zufuhren um 20 Prozent. Wen wird es erstaunen, daß sich das Risiko bei den Frauen, die alle drei Antioxidanzien bekamen, um fast 50 Prozent verringerte?

Ähnliches gilt für den Schlaganfall, da große Gaben des dreifachen Hits das Risiko hier um erstaunliche 54 Prozent reduzierten.

In einem australischen Test verabreichten die Forscher den teilnehmenden Personen eine Tagesdosierung von

900 Milligramm Vitamin C, 200 Milligramm Vitamin E und 18 Milligramm Beta-Carotin. Das umwerfende Ergebnis: Nach drei Monaten zögerte der Vitamin-Dreierpack die Oxidierung des schädlichen LDL-Cholesterin, welches die Blutgefäße so unverschämt verstopft, um 28 Prozent hinaus. Am bemerkenswertesten war, daß die Vitamine sich gegenseitig ergänzten. Wenn das Vitamin E erschöpft war, sprang das Beta-Carotin ein. Falls ausreichend Vitamin C vorhanden war, regenerierte es ebenfalls die Kraft des Vitamin E. Die heute auf dem Markt befindlichen Vitaminpräparate sind zumeist Kombipräparate, die alle Vitamine in sich vereinen.

Fazit: Der antioxidierende Effekt des Zusammenspiels aller Vitamine verspricht die größere Wirkung. Es verhält sich also wie bei uns Frauen: Jede für sich allein ist schon klasse, wenn wir aber zusammen auftreten, sind wir eine starke Front!

Vitaminöse Mahnworte

Vitaminpräparate sind wahrlich faszinierend. Gerade in der letzten Zeit sind neue Produkte auf den Markt gekommen, die tatsächlich kleine Wunder zustande bringen können.

Vor allem sollten Sie vermeiden, Vitaminpräparate unterschiedlicher Hersteller zusammen einzunehmen. Haben Sie ein Produkt gefunden, das Sie gut vertragen, so bleiben Sie dabei. Jeder Hersteller bereitet die Inhaltsstoffe anders auf, so daß sich Wirkungen gegenseitig aufheben oder unerwünscht verstärken können. Mir ist es passiert, daß die Mixtur unterschiedlicher Präparate auf die Schilddrüse schlug. Daher bitte Vorsicht!

Zum Abschluß dieses Kapitels möchte ich Sie noch ganz eindringlich davor warnen, Vitaminpräparate als Ersatz für eine vernünftige Ernährung oder ausreichende Bewegung anzusehen. Künstlich zugeführte Vitamine sind lediglich als Ergänzung eines guten Ernährungsprogrammes zu sehen, können Obst, Gemüse & Co. aber niemals ersetzen. Im Kapitel 6 werde ich versuchen, Ihnen ein lustvolles Eßverhalten schmackhaft zu machen, das ohne Fast-food-Sünden auskommt. Die Tatsache, daß wir dabei trotzdem jede Menge Spaß und Zungenkitzel haben werden, dürfte sich wohl von selbst verstehen, meine Lieben!

4 Mineralstoffe – Doping für alle Gelegenheiten

»Es gibt kein besseres Kosmetikum
für die Schönheit und Jugend als Glück.«
Lady Blessington

Neben den Vitaminen gibt es eine Palette von Mineralstoffen, die für die Erhaltung unserer Gesundheit und Jugendlichkeit von immenser Bedeutung sind. Oftmals bedarf es nur kleiner Mengen, doch bereits deren Fehlen kann katastrophale Auswirkungen auf unser Aussehen haben.

Zink: Reaktivator der Thymusdrüse

Halten Sie sich fest: Was Forscher über Zink herausgefunden haben, ist sensationell! Experimente haben gezeigt, daß die Theorie von der zwangsläufig alternden und schrumpfenden Thymusdrüse im wesentlichen ein Mythos ist. Selbst in der Spätphase des Lebens kann sie dank der bemerkenswerten Macht eines Minerals wieder jung werden – nämlich durch Zink!

Die Thymusdrüse besitzt für alle Alterungsprozesse unseres Körpers größte Wichtigkeit. Hinter dem oberen Teil des Brustbeines verborgen, »orchestriert« sie während unseres ganzen Lebens die Arbeit des Immunsystems. Bei der Geburt ist sie sogar noch größer als das Herz, sie beginnt jedoch schon bald nach der Pubertät zu schrumpfen. Das Schrumpfen der Thymusdrüse gilt als das auffallendste Zeichen des Alterns. Bei Vierzigjährigen läßt sie sich bei einer Radiographie kaum noch erkennen. Doch ohne Thymusdrüse reifen die T-Helferzellen des Immunsystems nicht genügend, unser Körper kann keine Antikörper bilden. So werden wir anfälliger für Infektionen, Krebs und Autoimmunkrankheiten.

Doch der Retter naht in der Gestalt von Zink. Versuche mit älteren Mäusen am Nationalen Zentrum für Altersforschung in Ancona (Italien) zeigten, daß selbst eine niedrige Tagesdosis Zink die Funktion der Thymusdrüse zu 80 Prozent wiederherstellte. Ergänzen wir das fehlende Zink, können wir die »Immunuhr« zurückdrehen und die Funktionsfähigkeit der Thymusdrüse zurückgewinnen.

Ferner hängt die Beschaffenheit von Haut, Haaren und der Geruchssinn in hohem Maß von Zink ab. Mein alter Freund Piet bekam nach dem Verlust des Geruchssinns eine Megadosis Zink verschrieben. Einige Monate später konnte er wieder riechen – und damit auch seine Lieblingsgerichte schmecken.

Akne, Apathie und weiße Flecken auf den Nägeln sind zumeist ein untrügliches Zeichen für einen Zinkmangel. Meine Heilpraktikerin verschreibt mir einmal im Jahr Zincum metallicum als Kur für die Haare. Die Wirkung ist wahrlich phänomenal!

Eine tägliche Dosis von 15 bis 30 Milligramm Zink reicht normalerweise aus, um die Immunfunktionen zu schützen oder Defizite zu korrigieren. In Austern, Zwiebeln, Eiern und Meeresfrüchten ist Zink reichlich enthalten. Wenn Sie Vegetarier sind oder keine Meerestiere mögen, sollten Sie auf ein Zinkpräparat ausweichen. Bei der Einnahme muß beachtet werden, daß sie nie zusammen mit den Mahlzeiten erfolgt. Mindestens eine Stunde sollte seit der letzten Nahrungsaufnahme vergangen sein. Ansonsten wird zuviel Zink durch die Bindung an Nahrungsbestandteile unlöslich und somit für den Körper nicht verwertbar.

Kalzium: Der Wiegenliedeffekt

Unsere Steinzeitahnen nahmen 2000 bis 3000 Milligramm Kalzium pro Tag zu sich, hauptsächlich durch den Genuß wilder Pflanzen. Das ist fünfmal mehr als die heutige Durchschnittsdosis. Sie liegt neuesten Studien zufolge lediglich bei 500 Milligramm pro Tag. Es herrscht eine weitverbreitete Unterversorgung mit Kalzium, die wir nicht auf die leichte Schulter nehmen sollten. Wir sollten also darauf achten, uns ausreichend Kalzium zuzuführen.

Eine Nachricht aus Frankreich hat sogar noch passionierte Fans des Kalziums überraschen können. Während eines Tests nahmen über achtzigjährige Frauen täglich 1200 Milligramm Kalzium zu sich. Dadurch senkten sie das Risiko, einen Knochenbruch zu erleiden, drastisch.

Neben der Stabilisierung der Knochen verhindert Kalzium einen zu hohen Blutdruck. Ferner hilft es, Krebs zu hemmen. In einer Studie der University of Minnesota zeigte sich, daß eine Dosis von 2000 Milligramm pro Tag bei Menschen mit hochgradigem Dickdarmkrebsrisiko das Zellwachstum auf ein normales Maß zurückführen konnte.

Außerdem kann eine kalziumreiche Ernährung Cholesterinwerte um 11 Prozent senken. Kalzium blockiert auch die Aufnahme von schlechten, gesättigten Fettsäuren im Magen-Darm-Trakt. Mit einer kalziumreichen Diät wird die doppelte Menge Fett mit dem Stuhlgang ausgeschieden.

Die Amerikaner nennen Kalziumpräparate wegen ihrer beruhigenden Wirkung »Lullaby-tablets« – Wiegenliedtabletten. Eine halbe Stunde vor dem Schlafengehen eingenommen, ersetzten sie so manche Schlaftablette.

Wie steht es mit der Nahrung? Die besten Kalziumquellen sind Tofu, Broccoli und Grünkohl. Milchprodukte enthalten zwar auch Kalzium, sollten aber wegen ihrer übersäuernden

Wirkung auf unseren Organismus nur in Maßen genossen werden. Die rühmliche Ausnahme bildet der Hüttenkäse, weil er am wenigsten schleimbildend wirkt.

Mit einer gezielten Kalziumeinnahme sollten Sie schon vor dem 25. Lebensjahr beginnen, wenn Sie die optimale Wirkung gegen das Altern erzielen möchten.

Ein Präparat, das sich für unsere Kalziumversorgung gut eignet, ist Ossfortin forte. Diese wie Traubenzuckerbonbons schmeckenden Tabletten enthalten 500 mg Kalzium in einer für den Körper gut verwertbaren Form. Da zuviel Kalzium Verstopfung verursachen kann, sollten Sie die empfohlene Tagesdosis von 1000 Milligramm über den Tag verteilen und zusätzlich viel trinken.

Magnesium für ein kräftiges Herz

Vor einigen Jahren hatte ich einen fürchterlichen Chef, der – gelinde gesagt – ein unerträgliches Nervenbündel war. Schon morgens kam er völlig erschlagen und übernächtigt ins Büro. Seine schlechte Laune drückte sich nicht nur in seiner übertriebenen Geräuschempfindlichkeit aus, sondern auch in unsagbaren Brüllaffenanfällen. Nachdem ich mir dieses Schauspiel eine Weile angeschaut hatte, kam ich zu dem Entschluß, daß dieser Mann unter einem ausgeprägten Magnesiummangel mit all den typischen Symptomen litt. Am nächsten Morgen legte ich ihm wortlos ein Röhrchen mit Magnesiumbrausetabletten auf den Schreibtisch. Anstatt das erwartete Donnerwetter zu veranstalten, löste er sich jeden Tag brav sein Magnesium in einem Glas Wasser auf. Schon kurze Zeit später war er wie verwandelt und urplötzlich so nett zu mir, daß ich es kaum fassen konnte.

Sie sehen, welch weitreichenden Auswirkungen Magnesium auf unser Wohlbefinden hat. Ohne Magnesium wären unsere Bäume nicht mehr grün, denn es erzeugt den Farbstoff Chlorophyll. Für uns ist Magnesium ebenso unentbehrlich wie für Pflanzen.

Magnesium erhält jung, besonders das Herz, und wirkt auf mehrere Arten: Es verhütet Krämpfe der Koronararterien und Herzrhythmusstörungen. Ferner hemmt es die Bildung von Blutverklumpungen, die Arterienverstopfungen und Herzinfarkte verursachen.

Außerdem sorgt es dafür, daß unsere Knochen stabil bleiben, wobei es ein Verbündeter des Kalziums ist. Wichtig ist das Verhältnis von Kalzium zu Magnesium. Es wird empfohlen, mindestens doppelt so viel Kalzium wie Magnesium zu sich nehmen. Falls Sie unter Nierenproblemen oder gravierenden Herzstörungen leiden, sollten Sie auf jeden Fall Ihren Arzt konsultieren, bevor Sie Magnesium schlucken.

Chrom: Nicht nur für Diabetiker

Lange Zeit war Chrom wenig erforscht, doch in den letzten Jahren hat sich das geändert. So fand man heraus, daß Ratten, die eine moderate Menge an Chrom bekamen, ihre Lebensdauer um ein Jahr verlängerten, was eine Ausdehnung ihrer Lebensspanne um ein Drittel bedeutete. Auf uns Menschen übertragen, hieße das, die durchschnittliche Lebensspanne von 75 Jahren auf 102 Jahre zu verlängern.

Chrom senkt das Insulin im Blut. Experten machen zunehmend ein Übermaß von Insulin darfür verantwortlich, wenn das Blut zuviel Zucker, schlechtes LDL-Cholesterin und Triglyzeride enthält. Die Folgen sind Diabetes, Herzkrankheiten, möglicherweise auch Krebs.

Außerdem kurbelt Chrom die Immuntätigkeit an. Es unterstützt die Bildung von Interferon und T-Lymphozyten, jenen Zellen, die Bakterien im Körper vernichten. Ferner wirkt Chrom altershemmend, da es die Erzeugung des äußerst wichtigen Hormons DHEA (Dehydroepiandrosteron, siehe Kapitel 13) anregt.

Wie steht es mit dem Chromgehalt in unserer Nahrung? Nahrungsmittel mit relativ hohem Chromgehalt sind Broccoli, Gerste, Shrimps und Pilze. Aber selbst bei der besten Ernährung erreichen wir die geforderte Tagesration von 200 Mikrogramm nicht. Im U.S. Department of Agriculture geht man davon aus, daß ein Großteil an vorzeitigem Altern vermieden werden könnte, wenn alle Menschen vom zwanzigsten Lebensjahr an Chrom einnehmen würden.

Jod: Der Schilddrüsenretter

Sie vertragen keine Rollkragenpullover, und selbst ein Diamantcollier von Cartier macht Sie nicht unbedingt glücklich? Dann haben wir etwas gemeinsam, denn auch meine Schilddrüse reagiert empfindlich auf jeglichen Druck. Die Schilddrüse ist wohl das launischste Organ überhaupt. Sollten Sie keine Probleme damit haben, können Sie wirklich dankbar sein!

Ein Mangel an Jod schafft nicht nur die Voraussetzung für Störungen und Vergrößerung der Schilddrüse, sondern beschleunigt Alterungsprozesse. Eine Unterfunktion der Schilddrüse verlangsamt den Stoffwechsel, führt zu Müdigkeit, niedrigem Blutdruck, Kältegefühl und Gewichtszunahme. Kurzum: Sie führen ein Leben auf »Sparflamme«. Auch der Zustand der Haare ist im großen Maß von der Gesundheit der Schilddrüse abhängig.

Bei einer Überfunktion der Schilddrüse ist man hyperaktiv und nimmt ab, obwohl man wie ein Scheunendrescher ißt. Ob ein Mensch aktiv oder lethargisch, hellwach oder müde, fröhlich oder niedergeschlagen ist – all das wird von der Schilddrüse beeinflußt.

Leider nehmen die meisten Menschen in Deutschland zuwenig Jod zu sich. Da der Schilddrüse eine Schlüsselstellung in unserem psychophysischen Wohlbefinden zukommt, sollten wir ihre Versorgung mit Jod keinesfalls auf die leichte Schulter nehmen. Fisch ist nach wie vor die beste natürliche Jodquelle; außerdem sind viele Salzsorten mittlerweile jodiert. Wer salzarm essen muß oder keinen Fisch mag, kann auf Jodtabletten ausweichen. Die empfohlene Tagesdosis für Jod liegt bei 150 Mikrogramm.

Selen: Die Mondgöttin gab ihm den Namen

Mutter Natur hat das Spurenelement Selen und Vitamin E geschwisterlich im vollen Korn vereint. Wir wissen heute, daß beide ein unschlagbares Team gegen zellschädigende Radikale sind. Eine der hervorragendsten Eigenschaften des Selens besteht in der Entgiftung des Quecksilbers, was gerade bei der nie enden wollenden Diskussion um Amalgamfüllungen wichtiger denn je ist.

Doch Selen kann noch mehr. Eine Dosis von 100 Mikrogramm hilft, unsere nachlassenden Immunkräfte zu stärken. Ein Versuch an der Universität Brüssel zeigte, daß sich nach zwei Monaten der Mineralgehalt im Blut verdoppelte.

Neuesten Erkenntnissen zufolge könnte sich Selen sogar als Schlüsselfaktor zur Eindämmung von Aids erweisen. Bei vielen Aidspatienten ist nämlich ein niedriger Selengehalt im Körper festgestellt worden. Man nimmt heute an, daß der Aidsvirus dem Körper auf langsame Weise Selen entzieht.

Wenn das Selen erschöpft ist, bricht das Virus auf der Suche nach neuen Vorräten aus einer infizierten Zelle aus und überträgt die Infektion so auf gesunde Zellen. Nach Aussagen von Will Taylor vom College of Pharmacy der University of Georgia könnte das Einnehmen von zusätzlichen Selenpräparaten das Virus zügeln und helfen, das Leben von Aidspatienten zu verlängern. Damit läßt sich leider nicht das gesamte Geheimnis dieser schrecklichen Krankheit lüften, aber diese Erkenntnis stellt sicherlich ein Puzzlesteinchen auf dem Weg zur Lösung dar.

Neuerdings wird Selen auch zur Behandlung von Angstzuständen eingesetzt. Versuchspersonen, denen fünf Wochen lang täglich 100 Mikrogramm Selen verabreicht wurde, zeigten erhebliche Verbesserungen der Gemütsverfassung und der geistigen Fähigkeiten.

Die besten natürlichen Selenquellen sind: Getreide, Meeresfrüchte und Knoblauch. Um ganz sicherzugehen, sollten Sie täglich eine Selentablette mit 100 bis 200 Mikrogramm zu sich nehmen.

Eisen: Wichtig oder gefährlich?

Eisen ist für die Bildung des Hämoglobins, des roten Blutfarbstoffes, wichtig. Seine Hauptfunktion ist der Sauerstofftransport zu den Zellen. Eisenmangel hat eine blasse Haut, Müdigkeit, Kurzatmigkeit und Desinteresse am Sex zur Folge. Vor allem Fleisch enthält Eisen. Ein Trost für Vegetarier: Die Tagesdosis an Eisen läßt sich schon mit zwei Möhren aufnehmen, und auch Brombeeren strotzen nur so von Eisen.

Allerdings gibt es eine Kehrseite der Medaille: Zuviel Eisen kann uns älter machen, weil es die Angriffe von freien Radikalen auf die Körperzellen fördert. Eine routinemäßige Einnahme von Eisen sollte daher nur in Absprache mit Ihrem Arzt erfolgen.

Nach neuesten Erkenntnissen der University of Nebraska kann Eisen sehr gefährlich sein. So fördert Eisen die Umwandlung des guten LDL-Cholesterins in den toxisch schlechten Typ, der Arterien zerstört und Herzversagen hervorruft. Eine Studie aus Finnland zeigt, daß Männer mit den höchsten Eisenwerten im Blut doppelt so gefährdet waren, einen Herzanfall zu bekommen, wie diejenigen mit niedrigen Werten.

Die Vorstellung, daß ein Übermaß an Eisen schlecht ist, schien manchen Wissenschaftlern merkwürdig. Altersforscher überraschte diese Tatsache jedoch keineswegs, da sie schon lange den Verdacht hegten, daß das Hämo-Eisen, das in Fleisch enthalten ist, das Altern beschleunigt.

Auch ein größeres Krebsrisiko wird im Zusammenhang mit erhöhten Eisenwerten vermutet. Ein Test des Pacific Northwest Laboratory in Richmond (Washington) ergab, daß mit dem Eisengehalt des Blutes auch das Krebsrisiko stieg, besonders bei Blasen- und Speiseröhrenkrebs.

Wie schützen wir uns nun vor einem Übermaß an Eisen? Hüten Sie sich vor Multi-Präparaten, die hohe Mengen an Eisen aufweisen. Essen Sie weniger tierische Nahrungsmittel. Wie bereits gesagt, enthalten auch viele pflanzliche Lebensmittel Eisen.

Sprechen Sie am besten mit Ihrem Arzt, ob eine Nahrungsergänzung mit Eisen bei Ihnen notwendig ist. Er kennt Ihre Konstitution am besten und weiß, was gut für Sie ist.

Silizium: Die Gewebestütze

Gerade an den Stellen unseres Körpers, wo Haltbarkeit am gefragtesten ist, kommt Silizium zum Einsatz: in der Haut, den

Haaren, Nägeln und Sehnen, im Knorpel und an den Gelenkköpfen.

Neuerdings existieren Hinweise darauf, daß es einen Zusammenhang zwischen Siliziummangel und Krankheiten gibt. Arteriosklerose kommt in Gegenden häufiger vor, in denen Silizium fehlt. In den ersten vierzig Jahren unseres Lebens verlieren unsere Arterien die Hälfte des Siliziums – und damit einen guten Teil ihrer Elastizität.

Silizium ist außerdem ein wahrer Schönmacher. Vielleicht kennen Sie es auch unter der Bezeichnung »Kieselerde«. Models nehmen es häufig, und eine Nahrungsergänzung ist auch für uns gut.

Doch welche Form ist die beste? In der Apotheke gibt es Kieselerdekapseln, die Silizium mit Kalzium kombinieren. Als Kur für feste Haare und Nägel sowie ein gutes Bindegewebe sind sie hervorragend geeignet.

Wie immer kommt an dieser Stelle meine Freundin Simone mit einer schlauen Frage: »Tja, Ela, ist ja alles recht nett, aber welches Präparat soll man denn nun nehmen, um all diese Stoffe zu bekommen?« Ganz einfach, meine Süße!

Wie Sie sicherlich bereits wissen, bin ich ein großer Fan von amerikanischen Vitaminpräparaten. Besonders Präparate, die auf Chemie verzichten und bei denen die Inhaltsstoffe aus natürlichen Zutaten gewonnen werden, finden meinen Beifall, zum Beispiel »Vitality for women«. Es enthält alle Vitamine und Mineralstoffe in einer moderaten Dosierung, zusätzlich acht spezielle Kräuterextrakte, Ginseng und Gelée royale, den gesunden Futtersaft der Bienenkönigin.

»Vitality for women« enthält nur pflanzliche Inhaltsstoffe und hat keine unerwünschten Nebenwirkungen. Das Besondere an diesem Produkt ist meiner Meinung nach, daß sich die Tablette bereits innerhalb von fünfzehn Minuten vollständig auflöst und die Wirkstoffe dadurch schneller als bei anderen Präparaten aufgenommen werden können. Die schnellste und billigste Bezugsmöglichkeit, die ich entdeckt habe, ist die Bestellung über den holländischen Zwischenhändler Supplementa Holland B.V. Hier hat man sich auf den Vertrieb amerikanischer Nahrungsergänzungsmittel spezialisiert, und die Lieferzeit von zwei Tagen ist unschlagbar!

Was, wann und wieviel?

Sie haben nun viele Substanzen kennengelernt, die uns helfen, unsere Jugendlichkeit und Gesundheit zu erhalten. Um die Sache ein wenig übersichtlicher zu gestalten, habe ich alle noch einmal zusammengestellt:

Was	Wann/Wie	Wieviel
Pro-Vitamin A für schöne Haut und gute Augen	zu den Mahlzeiten, da nur in Verbindung mit Fett wirksam	10 bis 15 Milligramm
Vitamin B_1 lindert Unruhezustände	da wasserlöslich, mit Flüssigkeit einnehmen	1,5 Milligramm
Vitamin B_2 wichtig für die Gehirnfunktion	zusammen mit Flüssigkeit	2 Milligramm

Was	Wann/Wie	Wieviel
Vitamin B_3 wird als natürliches Beruhigungsmittel eingesetzt	zu den Mahlzeiten, da es die Sekretion der Magensäure fördert	9–20 Milligramm
Vitamin B_5 macht schöne Haut und unterstützt die Wundheilung	zusammen mit Flüssigkeit	10 Milli-gramm
Vitamin B_6 verbessert das Langzeitgedächtnis	zusammen mit Flüssigkeit	10–50 Milligramm
Vitamin B_9 wirkt gegen graue Haare	in Kombination mit PABA	400 Mikrogramm
Vitamin B_{12} verhindert neuropsychiatrische Probleme	zusammen mit Flüssigkeit	500–1000 Mikrogramm
PABA wirkt gegen graue Haare	in Kombination mit B_9	100 Milligramm
Rutin repariert geplatzte Äderchen	zusammen mit Vitamin C	300 Milligramm

Was	Wann/Wie	Wieviel
Vitamin C wichtig für den Kollagenaufbau der Haut, stärkt die Abwehrkräfte	über den Tag verteilt, niemals die gesamte Tagesration auf einmal	250–1000 Milligramm
Vitamin E verzögert Alterungsprozesse von Blut und Gehirn	zu den Mahlzeiten	400–800 IE
Vitamin H relevant für schöne Haare und Nägel	vor dem Essen	300 Mikrogramm
Coenzym Q-10 Vorsorgetherapie gegen Alterserscheinungen	zu den Mahlzeiten	50–150 Milligramm
Chrom hilft Diabetes zu verhüten	Einnahme nach Belieben	200 Mikrogramm
Eisen fördert die Bildung roter Blutkörperchen	getrennt von anderen Nährstoffen einzunehmen. Vitamin C erhöht die Aufnahme. Zuviel ist schädlich!	nur nach Absprache mit Ihrem Arzt

Was	Wann/Wie	Wieviel
Jod essentiell wichtig für die Schilddrüsenfunktion	morgens auf nüchternen Magen	150 Mikrogramm
Kalzium baut das Knochengerüst auf	getrennt von Magnesium einzunehmen	1000 Milligramm
Magnesium für ein kräftiges Herz	getrennt von Kalzium einzunehmen	500 Milligramm
Selen wirkt gegen Quecksilbergifte	vor den Mahlzeiten	100–200 Mikrogramm
Silizium Kur für Haare, Nägel und Bindegewebe	zum Essen einnehmen	keine festen Angaben
Zink reaktiviert die Thymusdrüse	getrennt von anderen Nährstoffen außerhalb der Mahlzeiten einzunehmen	15–30 Milligramm

5 Andere Geheimformeln

»Übernehmen Sie das Tempo der Natur:
Ihr Geheimnis heißt Geduld.«
Ralph Waldo Emerson

In Renesse wohnt eine geheimnisvolle Frau, von der die Einheimischen so allerlei merkwürdige Geschichten zu erzählen wissen. Eine Hexe soll sie sein, die nachts auf ihrem Besen durch die Dünen reitet und seltsame Kräuter sammelt. Solche Geschichten stießen bei mir als vorwitziger Fünfjähriger natürlich auf offene Ohren. Schon in den sechziger Jahren war ich vom tollen Aussehen der »Hexe« begeistert, und daran hat sich auch über dreißig Jahre später nichts geändert.

Neugierig, wie ich nun einmal bin, sprach ich sie eines Tages einfach an. Wir kannten uns ja schon lange vom Sehen. Es stellte sich heraus, daß Hendrijke, so ihr Name, alles andere als geheimnisvoll war – und von Hexerei auch keine Spur. Statt dessen hatte sie sich lediglich ein enormes Wissen um die richtigen Nährstoffe angeeignet und lebte danach. Mit schöner Regelmäßigkeit kann man sie heute auf diversen medizinischen Symposien in Amsterdam antreffen, wo sie sich über die letzten medizinischen Neuigkeiten informiert.

Natürlich kennt auch sie einige Geheimmittelchen – sprich Nahrungsergänzungen –, dank derer sie so jung geblieben ist. In der Zwischenzeit steuere ich jedesmal, sobald ich irgendwo etwas Neues aufgeschnappt habe, in die nächste Apotheke oder ins Reformhaus, wo ich mich über alle neuen Mittel aufklären lasse und sie dann sofort ausprobiere.

Hier also nun Hendrijkes und meine persönliche Liste der Dinge, die nach unserer Meinung für ein Leben in ewiger Jugend unentbehrlich sind.

Nachtkerzenöl: So gut wie Muttermilch

Damit unser Stoffwechsel einwandfrei funktioniert, brauchen wir mehrfach ungesättigte Fettsäuren, die der Körper leider nicht selbst produzieren kann. Hier kommt das Nachtkerzenöl wie gerufen, weil die darin enthaltenen Zyslinol- und Gammalinolinsäuren sozusagen als Zündstoffe wirken, die den gesamten Organismus aktivieren und steuern. Am Ende einiger komplizierter Umwandlungsprozesse steht eine hormonähnliche Substanz: das Prostaglandin E1. Die heutige Wissenschaft sieht diesen körpereigenen Wirkstoff als elementaren Baustein des Lebens an. In der zweiten Lebenshälfte liegt oftmals ein Mangel an Prostaglandin vor.

Auch beim prämenstruellen Syndrom, den Beschwerden vor den Tagen, bringt Nachtkerzenöl Linderung. In London wurde am St. Thomas Hospital eine Studie durchgeführt, bei der Frauen, denen andere Behandlungsmethoden nicht geholfen hatten, Nachtkerzenöl einnahmen. 72 Prozent der Frauen berichteten im Anschluß über eine auffallende Verbesserung ihres Zustandes und ein Ausbleiben der üblichen Beschwerden wie Spannungsgefühl in der Brust, Kopf- und Bauchschmerzen sowie Depressionen.

Nachtkerzenölkapseln gibt es sowohl in der Apotheke als auch im Reformhaus. Von der Qualität her gesehen, sind alle auf dem Markt befindlichen Produkte einwandfrei.

Carnitin: Aus Fett mach Muskeln!

Carnitin ist wahrlich ein merkwürdiger Stoff, denn es beschleunigt die Fettverwertung. In Verbindung mit einer mäßigen sportlichen Betätigung bewirkt es kleine Wunder. Beim Sport verbrauchen wir Energie, und diese Energie beziehen die Mitochondrien, die Kraftwerke in unseren Zellen, hauptsächlich aus den Fettsäuren. Allerdings müssen diese Energieträger von den Fettzellen in die Mitochondrien transportiert werden. Die Fette benötigen dazu einen Boten: das Carnitin. Es garantiert, daß die Fettzellen dort ankommen, wo sie gebraucht – sprich verbrannt – werden, nämlich in den Mitochondrien.

Die fettmobilisierende Wirkung des Sports kann durch folgenden Carnitin-Trick gesteigert werden: 500 mg Carnitin als Trinkampulle vor dem Sport eingenommen, erleichtert den Transport der Fettsäuren aus den Zellen – und damit die Gewichtsreduktion. Zudem schmeckt Carnitin gut und hat keine unerwünschten Nebenwirkungen.

Aminosäuren: Die Alleskönner

Unsere Körperzellen bauen aus den Aminosäuren Proteine in immer anderen Formen auf. Muskeln, Haut, Haare, Blutkörperchen bestehen zu einem großen Teil aus diesen Proteinen.

Der wichtigste Unterschied zwischen diesen vielen tausend Eiweißstoffen liegt darin, daß sie sich aus verschiedenen Kombinationen der 22 Aminosäuren zusammensetzen. 14 dieser Aminosäuren kann unser Körper selbst bilden, die restlichen acht müssen durch die Nahrung zugeführt werden. Man nennt sie deshalb auch »essentiell«.

Problematisch ist, daß Nahrungsmittel wie Soja, Eier oder Kartoffeln zwar relativ viele dieser essentiellen Aminosäuren enthalten, aber leider nicht alle. Es ist daher wichtig, daß man eine Kost, die aus möglichst vielen verschiedenen Nahrungsmitteln besteht, zu sich nimmt. In Zeiten, wo wir besonders viel Kraft benötigen – sei es in Prüfungszeiten oder bei einem Jobwechsel –, sollten wir uns nicht alleine auf die Nahrung verlassen, sondern eine Nahrungsergänzung in Erwägung ziehen. Hier bietet die Firma BioDoc (Oberhaching) mit »Biorondocta« ein Präparat an, das alle 22 Aminosäuren in einer optimalen Kombination enthält. Eine Kur von drei bis vier Monaten pro Jahr baut gesundes Gewebe auf und gibt uns neue Kraft. Ein netter Nebeneffekt: Auch die Haare und Nägel profitieren davon und bekommen eine bessere Struktur.

Glutathion: Es geht nicht ohne

Gluthation ist einer unserer wichtigen Helfer zur Erhaltung von Jugend und Schönheit. Es ist eine Art Rambo, der zur Rettung unserer Körperzellen losstürmt, um die freien Radikale zu neutralisieren und aufzubrechen, so daß sie aus unserem Körper gespült werden, bevor sie Schäden anrichten können.

Als »Meisterwerkstoff« bezeichnet ihn Dr. John T. Pinto vom Memorial Sloan Kettering Cancer Center in New York. Und Dr. Mara Julius von der University of Michigan sagt, daß Gluthationwerte die Differenz zwischen chronologischem und funktionellem Alter verraten und Menschen mit hohen Glutathionwerten gesünder und vor allem jünger sind.

Wie können wir den Glutathiongehalt unserer Zellen auf natürliche Weise erhöhen? Ganz einfach, essen Sie glutathionträchtige Nahrungsmittel wie Rosenkohl, Wirsing, Blumenkohl und – wie könnte es anders sein – Broccoli. Diese Gemüse aus der Familie der Kreuzblütler enthalten Verbindungen, die unseren Körper mit antioxidierend wirkendem Glutathion überschwemmen, so zum Beispiel dem Wirkstoff Cyanohydroxybuten, kurz CHB genannt, der in Versuchen nachweislich den Gluthationgehalt in der Bauchspeicheldrüse verdreifachte. Mittlerweile wird der Jungmacher auch einigen Vitaminpräparaten zugesetzt.

Enzyme

Einer der namhaftesten Altersforscher, Dr. Ivan Popov, Direktor des Revitalisierungszentrums in Nassau auf den Bahamas, gab seiner Überzeugung Ausdruck, daß der Mensch als Mitglied des Tierreiches zu früh alt wird und zu lange alt ist. Manchmal, wenn ich ältere und gebrechliche Leute sehe, denke ich: So möchte ich auf keinen Fall das Alter erleben! Weitaus häufiger, als man glauben möchte, ist ein Mangel an Enzymen die Ursache für vorzeitiges Altern. Enzyme sind fürs Jungbleiben wichtig. Wo aber finden wir ausreichend Enzyme, und was sind Enzyme eigentlich?

Enzyme sind in allen rohen und unbehandelten Nahrungsmitteln, zum Beispiel in Obst und Gemüse. Sie werden ab 40 Grad Celsius zerstört, daher enthält eine gekochte Mahlzeit keine Enzyme mehr. Deshalb sollte Rohkost einen festen Platz in unserem täglichen Speiseplan einnehmen.

Als naturheilkundliches Prinzip werden Enzyme von der Wissenschaft erst seit einigen Jahrzehnten untersucht. Sie finden in der Volksmedizin vieler Naturvölker seit jeher ihren Einsatz. So legten etwa die Indianer auf offene Wunden Blätter und Früchte der Ananas oder der Papaya, um die Wundheilung zu beschleunigen. Heute kennt man den Grund für die Wirksamkeit dieses Verfahrens: Diese Früchte sind überaus reich an Enzymen und in der Lage, Eiweißkörper zu spalten und Schwellungen zu verhindern. Auch Sportler werden vor Wettkämpfen mit Enzymen vollgepumpt, um bei eventuellen Sportverletzungen Schwellungen zu umgehen. Mir dieser Tatsache bewußt, schluckte ich vor Jahren nach einem bösen Sturz eine halbe Packung Enzymdragees. Der Arzt, den ich am nächsten Tag aufsuchte, war überrascht, daß mein Fußgelenk nicht geschwollen war und auch kaum blaue Flekken aufwies.

Die Enzymtherapie hat sich mittlerweile von einer belächelten Außenseitermethode zu einer naturheilkundlichen Standardbehandlung entwickelt, die bei bestimmten Erkrankungen zum Glück auch von schulmedizinisch ausgerichteten Ärzten eingesetzt wird. In der Krebsbehandlung hat die Enzymtherapie ebenfalls Einzug gehalten. Das Immunsystem wird gestärkt, indem bestimmte Gewebshormone – die Zytokine – vermehrt im Körpergewebe ausgeschüttet werden. Man gibt Enzyme bei einer Chemotherapie oder Bestrahlung, um unangenehme Begleiterscheinungen zu unterdrücken.

Und nun folgt mal wieder mein dringlichstes Anliegen: Warten Sie nicht, bis sich die Anzeichen des Alterns deutlich manifestieren. Beugen Sie vorzeitigem Altern vor, indem Sie enzymreiche Nahrung zu sich nehmen: rohes Obst, Salate und Gemüse. Sollten sich die Anzeichen von Alter und Krankheit jedoch bereits offenbart haben, dann raffen Sie sich zu einer Enzymtherapie auf, die Sie tatsächlich körperlich verjüngen kann. »Wobenzym-Dragees« haben sich seit vielen Jahren bewährt. Sprechen Sie mit Ihrem Apotheker!

Ginseng: Wunderwurzel der alten Chinesen

Nach einer chinesischen Überlieferung lebte der ehrwürdige Li Chung Yung 256 Jahre. Er wurde angeblich 1677 geboren und starb 1933. Als er bereits 200 Jahre alt war, soll sein Aussehen dem eines Fünfzigjährigen entsprochen haben. Seine unablässige Vitalität führte er auf seine streng vegetarische Ernährungsweise, Atemübungen, reichlichen Schlaf und vor allem die Einnahme von Ginseng zurück. Dabei ist es völlig egal, ob Li Chung Yung 1933 verstarb oder – wie manche behaupten – sein Sohn. Selbst wenn man das Alter der beiden zusammenrechnet, hätte jeder von ihnen immerhin knapp

130 Jahre gelebt. Wo immer auch die Wahrheit liegen mag, es zeigt doch, daß die Wunderwurzel der Asiaten unsere Jugend verlängern kann.

Mehrere Untersuchungen haben die Wirksamkeit von Ginseng bewiesen. So wird die nachlassende Sauerstoffsättigung des Blutes angehoben, der Stoffwechselablauf in den Zellen angekurbelt und somit die Gehirnfunktion verbessert. Neu ist die Meldung, daß Ginseng mit seinen blutreinigenden Eigenschaften auch gegen die Auswirkungen radioaktiver und kosmischer Strahlung wirksam sein soll.

Es sind mehrere Ginsengpräparate auf dem Markt. Im Nahrungsergänzungspräparat »Vitality for women«, das ich Ihnen bereits vorgestellt habe, ist sibirischer Ginseng enthalten, der besonders gut vom Körper resorbiert wird.

Fischöl: Die Eskimos machen es vor

Wer viel Fett ißt, ruiniert sein Herz-Kreislauf-System. Richtig? Nein, falsch! Es kommt vielmehr auf die Qualität der Fette an. Die Eskimos ernähren sich traditionell fast nur von Fisch. Das Interessante dabei ist, daß Herzinfarkte gerade bei ihnen besonders selten vorkommen. Wie erklärt sich das? Ganz einfach: durch die Omega-3-Fettsäuren, wie sie in Heringen, Lachs, Makrele und Thunfisch vorkommen. Sie sorgen dafür, daß die Blutgefäße geschmeidig bleiben und das Blut besser fließen kann.

Wer keinen Fisch mag, kann auf Fischölkapseln wie zum Beispiel »Ameu« ausweichen, die zu den Hauptmahlzeiten eingenommen werden. Auch bei der Behandlung von Krampfadern haben sie sich bewährt, weil sie die Blutgefäße erweitern und das Blut auch durch bereits bestehende Verengungen besser hindurchfließen kann.

Basica: Entsäuert, schmeckt aber süß

Zu Hendrijkes großem Kummer gibt es in Holland nicht so viele Reformhäuser wie bei uns in Deutschland. Daher schicke ich ihr zweimal im Jahr ein großes Paket mit Basica. Schon vor Jahren entdeckte ich Basica, das den Körper basisch einstimmt und somit Übersäuerung entgegenwirkt. Dieses Mineralstoffpulver, das auf den Forschungen von Ragnar Berg beruht, wird basisch verstoffwechselt. Bereits 1930 bemerkte der schwedische Naturforscher, daß Umweltgifte und falsche Ernährung unseren Säure-Basen-Haushalt aus dem Gleichgewicht bringen und basische Vitalstoffe fehlen. Was Herr Berg bereits vor über sechzig Jahren erkannte, gilt auch für uns heute.

Nehmen Sie einen Teelöffel Basica auf ein Glas Wasser. Das ergibt ein erfrischendes, leicht süßlich schmeckendes Getränk, das Sie mehrmals am Tag genießen sollten.

Sollten Sie einmal auf einer Party ein bißchen zuviel getrunken haben, eignet sich Basica als Mittel gegen den berühmten Kater, der hauptsächlich auf Übersäuerung beruht. Ein Aspirin würde zwar den Kopfschmerz abklingen lassen, aber gleichzeitig den Körper weiter übersäuern. Ferner führt Basica dem Körper Magnesium zu, das ihm durch den Alkohol entzogen wurde. Am besten trinken Sie noch am selben Abend vor dem Zubettgehen ein Glas Basicawasser und schlucken eine Vitamintablette. So ist man am nächsten Morgen wieder »auf dem Damm« und sieht so rosig und frisch aus, als hätte man sich um neun Uhr mit einem guten Buch ins Bett zurückgezogen. Wie raffiniert!

Entgiftung: Das A und O beim Jungbleiben

In früheren Jahren führte ich jedes Frühjahr eine Kur mit einem Mittel zur Entgiftung der Leber durch. Die Auswirkungen auf Haut und Wohlbefinden waren phantastisch. Auch meine Freundinnen, die es auf meine Empfehlung hin einnahmen, äußerten sich begeistert. Sie können sich vorstellen, wie traurig ich war, als das Mittel vom Markt genommen wurde. Längere Zeit konnte ich keinen Ersatz finden, doch dann entdeckte ich ein Mittel namens »Total Cleanse« (Bezug über Supplementa Holland B.V.). Die in den Kapseln enthaltenen rein pflanzlichen Wirkstoffe und Kräuter stimulieren die Entgiftungsvorgänge im Körper. Die Ausscheidungs- und Entgiftungsorgane werden angeregt, das Blut wird gereinigt und eine komplette Entschlackung in Gang gesetzt. Man nimmt zwei bis vier Kapseln über zwei Wochen. Durch eine gleichzeitig durchgeführte Diät, bei der viel Wasser getrunken wird, kann man die entgiftende und verjüngende Wirkung noch verbessern.

Schön und gesund durch Orthomolekularmedizin

So, meine Lieben, jetzt haben wir viele Dinge kennengelernt, die unser jugendliches Aussehen bis ins hohe Alter bewahren. Die genannten Substanzen werden in einem relativ jungen Zweig der Medizin eingesetzt, nämlich in der Orthomolekularmedizin. Was genau verbirgt sich dahinter?

Der bereits erwähnte Professor Linus Pauling liefert die beste Definition: »Bei der orthomolekularen Medizin handelt es sich um die Behandlung von Krankheiten und die Erhaltung guter Gesundheit durch Substanzen, die normalerweise im Körper vorhanden sind.«

So utopisch es sich auch anhören mag, aber hier werden tatsächlich Krankheiten und Wehwehchen aller Art mit Vitaminen, Mineralstoffen und Aminosäuren geheilt. Oftmals setzt man dazu hohe Dosierungen, die sogenannten Megadosen, ein.

Obwohl die Schulmedizin immer noch die Nase rümpft, fand die Orthomolekularmedizin bereits in den dreißiger Jahren bei der Behandlung von schizophrenen Patienten ihren Einsatz. Man verwandte damals hohe Dosen von Vitamin B_3 – übrigens mit sensationellen Erfolgen!

Woher kommt die Bezeichnung? »Orthos« heißt im Griechischen »richtig, gut, gesund«, und »molekular« meint die Moleküle, die winzigen Teilchen, aus denen wir zusammengesetzt sind. Die Bezeichnung »orthomolekulare Medizin« bedeutet also soviel wie »mit den richtigen Molekülen heilen«. Wir haben es hier mit einem Zweig der Heilkunde zu tun, der mit Stoffen arbeitet, die von Natur aus zu unserem Körper gehören. Oftmals wissen wir instinktiv, welche Stoffe uns fehlen.

Dabei fällt mir eine lustige Geschichte ein. Die kleine Tochter meiner Freundin Mia hatte ein scheinbar unsinniges Verlangen nach Lippenstiften, die sie mit demselben Genuß verspeiste wie andere Kinder Eis. In dem Moment, als sie sich jedoch an zwei meiner sündhaft teuren Dior-Lippenstifte verging, war bei mir Schluß mit lustig. Ich schleppte die Kleine zu einem orthomolekular behandelnden Arzt, der bei ihr einen ausgeprägten Mangel an Zink, Mangan, Kobalt und Kalium feststellte. Das Kind hatte instinktiv versucht, sich die fehlenden Stoffe durch den absurd erscheinenden Verzehr von Kunstprodukten zuzuführen. Zum Glück schlug die Behandlung schnell an: Bereits vier Wochen, nachdem der Arzt ihr verschiedene Vitamine und Mineralien verordnet hatte, verspürte sie wieder Appetit auf normales Essen – und der Lippenstift kam dahin, wo er hingehörte, nämlich auf meine Lippen!

Aber Achtung: Eine orthomolekulare Behandlung gehört unbedingt in die Hand eines erfahrenen Arztes. Selbst wenn wir uns ein riesiges Repertoire an Wissen über Vitamine, Mineralien & Co. aneignen, sollten wir uns niemals selbst therapieren. Wenn Sie also einen Arzt gefunden haben, der orthomolekular behandelt, sind Sie in den besten Händen. Halten Sie sich diesen Doktor warm und behandeln Sie ihn gut – Ihre Schönheit und Gesundheit werden es Ihnen danken! Adressen von Ärzten, die nach dieser Methode behandeln und heilen, können Sie bei der Deutschen Gesellschaft für Orthomolekularmedizin in Mönchengladbach erfragen. Viel Glück bei der Auswahl!

6 Ernährung

»Laß die Nahrung deine Medizin sein
und die Medizin deine Nahrung!«
Hippokrates, Urvater der Heilkunde

Essen Sie sich schön!

Nichts kann unsere Körperzellen so jung und resistent gegen Krankheiten erhalten wie der Genuß der richtigen Lebensmittel. Mit »Genuß« meine ich auch ebensolchen, denn gesund zu essen und zu schlemmen schließen sich nach meiner Ernährungsphilosophie nicht aus – im Gegenteil!

Was wir Tag für Tag essen – von Kindheit an über Jahre und Jahrzehnte – übt eine tiefgreifende Wirkung auf Gesundheit, Alter und Lebensdauer aus. Nahrungsmittel sind chemische Gebilde von immenser Komplexität, deren Bestandteile in unsere Körperzellen eindringen, ihre Zusammensetzung verändern und Funktionsweise diktieren.

Wir denken gewöhnlich nicht sonderlich über Nahrungsmittel nach, dennoch bestehen sie aus effektiv hochwirksamen Dosen pharmakologischer Stoffe, die das Verhalten unserer Körperzellen steuern. Das Altern der Zellen bedingt auch das Altern unseres Körpers. Wie rasch er altert, liegt in unserer Hand. Wenn wir tagtäglich Junk-food-Orgien feiern, so wird sich das an unserem Körper rächen.

Bereits 1859 hat ein Ernährungswissenschaftler gesagt: »Was immer auch der Vater einer Krankheit sein kann, eine falsche Ernährung war die Mutter!« Viele Menschen würden das gerne bestreiten, doch wenn im Alter die Zipperlein immer zahlreicher werden, lassen sich die Ernährungssünden der frühen Lebensjahre nicht mehr leugnen. So geschehen bei meinem Freund Rolf, der sich jahrzehntelang über mein Interesse an gesunder Ernährung mokierte – was mein Herz übrigens nicht unbedingt immer mit Freude erfüllt hat. Jetzt ist er gerade mal Ende Vierzig und ein vorzeitig gealterter Mann, der es bitter bereut, nicht einmal auf den einen oder anderen dummen Kommentar verzichtet und sich an meinen Eßtisch gesetzt zu haben. Aber was soll ich sagen – Männer!

In diesem Kapitel möchte ich Ihnen anhand einiger Rezepte zeigen, daß gesund und lecker sich nicht ausschließen, sondern zusammengehören wie Palmen und das blaue Meer.

Das Geheimnis der knappen Kost

Es war einmal ein englischer Bauer namens Thomas Barr. Er soll länger als 150 Jahre gelebt haben und ernährte sich kärglich von dunklem Brot, Früchten, Kräutern und etwas Käse. Im Jahre 1635 wurde er zu König Charles I. gebracht, um das Geheimnis seiner erstaunlichen Vitalität preiszugeben. Während seines Aufenthaltes bei Hofe wurde der arme Thomas aber dermaßen reichlich mit Speis und Trank verwöhnt, daß er kurz darauf, von Schmerzen geplagt, an Übersättigung verstarb.

Schon Benjamin Franklin sagte: »Um dein Leben zu verlängern, kürze deine Mahlzeiten!« Auch er hatte verstanden, welchen Schaden man seiner Jugendlichkeit durch zu große Eßmengen zufügen kann. In der modernen Medizin nennt man das Weglassen des Abendessens »Dinner-Cancelling-Concept«. Diese Therapie wird in einigen Anti-Aging-Kliniken bereits mit riesigem Erfolg angewendet, und das nicht ohne Grund. Denn eines steht fest: Wir essen zuviel! Dabei ist unser Körper auf gelegentliche Hungerperioden eingerichtet. Das Abendessen ausfallen zu lassen, hat Folgen, deren sofortige Wirkung in der Tat verblüffend ist. Am nächsten Morgen sieht das Gesicht frisch, die Haut glatt und makellos aus.

Was ist das Geheimnis dieser Methode? Durch das abendliche Fasten wird die körpereigene Produktion des Melatonins und des Wachstumshormons gesteigert – beides wichtige Faktoren fürs Jungbleiben. Ein kalorienreiches Abendessen hingegen verringert die Freisetzung dieser Hormone.

Zugegebenermaßen läßt sich diese Strategie nicht immer einfach einhalten – besonders wenn man lange arbeitet, keine Mittagspause hatte und am Abend mit einem Heißhunger nach Hause kommt. Viel ist jedoch schon gewonnen, wenn Sie es schaffen, wenigstens zweimal pro Woche auf das Abendessen zu verzichten. Das entspricht einer neunundzwanzigprozentigen Erfüllung dieses Konzeptes. 100 Prozent wären zwar besser, doch die Erfüllung zu einem Drittel erhöht die Lebenserwartung bereits gewaltig!

Übrigens, gegen unerwünschte nächtliche Hungerattakken hilft es, ab 19 Uhr warmen Kräutertee zu trinken. Für ganz harte Fälle: Ein kleines (aber auch wirklich!) Stück Schokolade vor dem Schlafengehen gleicht den nächtlichen Zukkermangel aus.

Ernährungsformen

Trennkost

Trennkost ist für mich die ideale Form der Ernährung, denn sie schmeckt, sieht gut aus und ist leicht zuzubereiten. Sie läßt Übergewichtige abnehmen, Untergewichtige hingegen zunehmen. Der Körper pendelt sich also wie von selbst auf sein Ideal- und Wohlfühlgewicht ein. Entwickelt wurde diese Ernährungsform in den zwanziger Jahren von Dr. Hay. Obwohl er mit dieser Behandlung große Erfolge erzielte, geriet die Trennkost leider wieder in Vergessenheit – bis sie dann Ende der achtziger Jahre eine Renaissance feierte.

Der Trick an der Sache ist die strikte Trennung von Eiweiß und Kohlehydraten innerhalb einer Mahlzeit, was lebensmittelchemisch betrachtet absolut logisch ist. Jeder Biologe und Mediziner weiß, daß zur Stärkeverdauung zuerst Speichel benötigt wird. Seine Wirkung hängt von einem schwachen Ferment, dem Ptyalin, ab, das nur bei ausreichend vorhandenen Basen wirken kann. Ohne Basengrundlage gibt es keine Ptyalinwirkung auf Kohlehydrate. Ißt man also Brot oder Kartoffeln gemeinsam mit sauren Früchten, dann kann das Ptyalin seine Aufgabe nicht erfüllen, und die Stärke kommt unverdaut in den Magen. Da dort aber kein Ferment vorhanden ist, das auf Stärke einwirkt, gelangt sie in den Dünndarm, wo die Verdauung ebenfalls unmöglich ist und die Stärke statt dessen bei Wärme und Feuchtigkeit gärt. So werden die besten Voraussetzungen für eine Übersäuerung des Körpers geschaffen.

Nach Dr. Hay besteht die einzig wahre Behandlung aller Krankheiten in der Verhinderung ihrer Ursachen. Zu diesem Zweck muß die Überschwemmung des Körpers mit unvollständig verdauten Stoffwechselrückständen, hervorgerufen durch falsch kombinierte Speisen, verhindert werden. Nach dem Prinzip der Trennkost leben heißt:

- Die Trennung von konzentriertem Eiweiß und Kohlehydraten.
- Die Kombination von Eiweiß mit Säuren (zum Beispiel Fleisch und saure Früchte) und von Kohlehydraten mit Basen (zum Beispiel Reis mit Broccoli).
- Als dritte Nahrungsgruppe sind »neutrale« Nahrungsmit-

tel zu nennen, die sowohl mit Eiweiß als auch mit Kohlehydraten kombiniert werden können. In diese Gruppe fallen unter anderem alle Fette, Gemüse, Obst und Salate.

Innerhalb einer Mahlzeit dürfen zur Eiweiß- und zur Kohlehydratgruppe gehörende Lebensmittel nicht gemeinsam gegessen werden, da dies die Verdauungsvorgänge stört. Folgende Kombinationen sind möglich:

- Lebensmittel der Eiweißgruppe zusammen mit Lebensmitteln der neutralen Gruppe.
- Lebensmittel der Kohlehydratgruppe mit Lebensmitteln der neutralen Gruppe.

Die Befolgung dieser einfachen Regeln garantiert die optimale Verwertung der Speisen und die Reduzierung der Stoffwechselrückstände im Körper, da diese als Wegbereiter eines frühzeitigen Verfalls gelten. In unserem Forever-young-Programm sollte die Trennkost daher einen hohen Stellenwert einnehmen, hält sie unseren Körper doch schön und fit!

Makrobiotik

Der Begriff Makrobiotik stammt aus dem Griechischen (makro = groß, bios = Leben). Die Chinesen verstehen darunter entgegengesetzte Energieformen: Yin gilt als die sich ausdehnende Energie, Yang als die sich zusammenziehende Form. Diese Sichtweise hat es den Chinesen ermöglicht, ihre ganzheitliche Anschauung vom Menschen und vom Leben zu entwickeln.

In den letzten Jahren habe ich viele Makrobiotiker kennengelernt, die alle quietschfidel und puppenlustig waren.

Vor allem aber sahen sie toll aus und spiegelten das wider, was die amerikanische Ernährungslehre mit »strahlender Gesundheit« beschreibt.

Die makrobiotische Kost ist sehr abwechslungsreich: Gemüse, Getreide, Hülsenfrüchte, Nüsse, Obst und – wenn man möchte – etwas Fisch. Verzichtet wird auf Fleisch, Milchprodukte, Zucker, Genußgifte und – was mir anfangs fremd erschien – Nachtschattengewächse wie Kartoffeln, Paprika und Tomaten. Sie gelten nach makrobiotischer Sicht als zu sehr yin, enthalten aber vor allem natürliche Gifte wie Alkaloide und Solanin und eignen sich daher nicht zum regelmäßigen Verzehr.

Auch die Gewürze, die die makrobiotische Ernährung verwendet, sind interessant: Sojasauce, Miso, Sesamsalz und Reisessig. Wenn man an stark gewürzte Speisen gewohnt ist, kommen einem die Gerichte dieser Küche vielleicht etwas fade vor, nach einiger Zeit merkt man jedoch, daß die Zunge sensibler wird. Überhaupt fängt man an, bewußter zu leben und wird sich der Verantwortung, die jeder für sein Leben trägt, stärker bewußt.

Getreidegerichte bilden die Basis der Makrobiotik. Mittlerweile gibt es viele Getreidesorten vorgekocht zu kaufen. Im Drogeriemarkt bietet die Firma Alnatura einige Arten parboiled an, sie lassen sich so einfach wie Reis zubereiten. Heutzutage haben wir fast schon vergessen, daß sich unsere Vorfahren – bevor die Kartoffel in Europa angebaut wurde – hauptsächlich von Getreide ernährten. Getreidegerichte gibt es heutzutage in großer Vielfalt, und ich kann Ihnen nur wärmstens empfehlen, mal das eine oder andere zu versuchen!

Mittlerweile bin ich ein großer Fan der makrobiotischen Ernährung, auch wenn ich – Asche auf mein Haupt – einige Dinge dabei außer acht lasse. Zum Beispiel esse ich für mein

Leben gern Paprika und verwende auch Eier, wenn auch in Maßen. Ich nutze die Makrobiotik eben als brauchbaren Leitfaden für meine Ernährung. Außerdem hasse ich Verbissenheit in jeder Form!

Sind Sie neugierig geworden? Prima, dann besuchen Sie doch einmal ein makrobiotisches Restaurant, oder schmökern Sie in einem Kochbuch zu diesem Thema. Für die nächste Party ist ein makrobiotisches Abendessen bestimmt der Knüller! Übrigens bieten auch die Volkshochschulen sehr gute Kurse an.

Die Ernährung nach den fünf Elementen

Vielleicht geht es Ihnen wie meiner Freundin Sabine: Jahrelang hat sie mit Unmengen von Salat und Südfrüchten versucht, ihrer Pfunde Herr zu werden. Doch vergebens, statt des erhofften Erfolgs fühlte sie sich permanent müde und lustlos, vor allem aber war ihr ständig kalt.

Des Rätsels Lösung: Salat hat zwar wenig Kalorien, kühlt den Organismus jedoch ab und verlangsamt somit den gesamten Stoffwechsel. Gleiches gilt für Südfrüchte. In den tropischen Gefilden, wo sie wachsen, erfüllen sie durchaus ihren Zweck, nämlich den Menschen innere Kühlung zu verschaffen. Im kalten Deutschland, wo viele Menschen schon genug frieren, beschwört man mit solch einem Speiseplan Erkältungen geradezu herauf.

Doch auch hier lautet die Devise: Nahrungsmittel, die Ihnen vielleicht guttun, können bei Ihrer Freundin eine negative Wirkung haben. Genau an diesem Punkt setzt die chinesische Lehre von den fünf Elementen an. Vereinfacht lassen sich die Menschen in vier unterschiedliche Grundtypen einteilen:

Der hitzige Typ zeichnet sich durch heiße Körperempfindungen und ein aufbrausendes Temperament aus.

Der trockene Typ hat eine ebensolche Haut und neigt zu Schlafstörungen sowie Streßanfälligkeit.

Der Kälte-Typ friert leicht und leidet unter Antriebsschwäche und einem Mangel an Lebensfreude.

Der feuchte Typ tendiert zu Niedergeschlagenheit, Wasseransammlungen und hat am Morgen häufig ein geschwollenes Gesicht.

Scharfe Gewürze würden zum Beispiel den hitzigen Typ zusätzlich »anheizen«, und kühlende Nahrungsmittel wie Südfrüchte und Rohkost lassen den Kälte-Typ noch mehr frieren.

Auch die Qualität der Nahrungsmittel spielt eine Rolle. Zu empfehlen sind Nahrungsmittel der Saison, die aus einheimischem ökologischen Anbau stammen. Fertig- und Mikrowellengerichte sollte man vermeiden.

Auch wenn die Ernährung nach den fünf Elementen ihren Ursprung in China hat, so bedeutet das nicht, daß wir nur Soja und Sprossen essen müssen. Die Prinzipien lassen sich mühelos mit unseren heimischen Lebensmitteln umsetzen, wobei täglich eine warme Mahlzeit auf dem Speiseplan stehen sollte.

Die Rezepte ermöglichen eine große Vielfalt und können auf alle vier Typen zugeschnitten werden.

Vegetarier leben gesünder

»Ohne Fleisch ist ein Mann kein Mann«, sagte Claus, einer jener Zeitgenossen, denen es nur bei Muttern schmeckt. Sie wissen schon: Speck muß ohnehin an jedes Gericht, sonst fehlt etwas. Auch die raffiniertesten Gesprächstherapien mit den berühmten Engelszungen haben an dieser Einstellung nichts ändern können. Tatsache ist allerdings, daß er eine unreine und für sein Alter sehr schlaffe Haut hat. Aber jeder soll nach seiner Façon glücklich werden. Missionieren bringt in solchen Fällen nämlich rein gar nichts!

Seit Jahren bin ich überzeugte Vegetarierin und fühle mich rundum wohl. Ab und zu gönne ich mir ein wenig Fisch oder Geflügel, aber niemals rotes Fleisch. Dem Umstand, daß ich es mit dem Vegetarismus nicht so genau nehme, habe ich den Spitznamen »Semi-Veggi« zu verdanken, den mir meine Freundin Ilona verliehen hat.

Neueste Forschungsergebnisse belegen, daß Vegetarier tatsächlich gut daran tun, auf Fleisch zu verzichten. Die Nachteile, die der Verzehr von Fleisch mit sich bringt, sind mannigfaltig. So zeigt sich, daß der Körper bei der Verdauung von Fleisch viel mehr Mühe als bei der von Obst und Gemüse aufwenden muß. Fleisch belastet unseren Körper, da es zunächst einmal durch die Medikamente und Antibiotika, die die Tiere zu fressen bekommen, vergiftet ist. Wenn die Tiere dann geschlachtet werden, haben sie so schreckliche Angst, daß ihre Nebennieren Gifte ins Blut ausschütten. Um die Tiere ruhigzustellen, bekommen sie vor dem Schlachten oftmals Betablocker gespritzt, welche sich dann im Fleisch ablagern.
Damit nicht genug: Sofort nach dem Tod des Tieres beginnt das Fleisch zu verderben. Um das zu vermeiden, wird es oftmals in schwefelsaures Natron getaucht, um den Verwesungsgestank zu verhindern und statt der grauen eine rote Farbe des Fleisches zu erzielen. Diese Methode wird übrigens auch in einigen Restaurants angewendet – man soll es nicht glauben!

Bei der Verdauung von Fleisch bildet sich Harnsäure im Körper, die sich auf Dauer in den Muskeln ablagert. Es bilden sich Kristalle mit scharfen, nadelähnlichen Spitzen, die Schmerzen und Beschwerden hervorrufen können, die wir als Rheuma, Ischias und Erkrankungen der Leber kennen. Dadurch entsteht im menschlichen Körper eine Übersäuerung, mit der wir uns im nächsten Abschnitt näher beschäftigen werden.

Viele meinen, ihnen würde es an Eiweiß mangeln, wenn sie kein Fleisch äßen. Zahlreiche Studien bestätigen jedoch, daß zuviel Eiweiß Herzerkrankungen, Bluthochdruck, Krebs, Osteoporose, Gicht, Arthritis und vielen anderen Krankheiten Vorschub leistet. Was die wenigsten wissen, ist die Tatsache, daß unser Körper durch den Verzehr von Obst, Gemüse, Nüssen, Samen und Keimlingen genügend Eiweiß erhält. Einige vegetarische Leckerbissen vereinen sogar alle acht essentiellen Aminosäuren in sich: Karotten, Bananen, Kohl, Mais, Gurken, Kartoffeln, Tomaten, Nüsse und Bohnen.

Wenn es sich also irgendwie einrichten läßt, ersetzen Sie das Steak auf Ihrem Teller durch eine köstliche Portion Gemüse. Wenn Sie jedoch nicht auf totes Tier verzichten wollen, versuchen Sie es lieber mit Geflügel oder Fisch.

Wer sich streng vegetarisch ernährt und Angst hat, einen Mangel zu erleiden, sollte jeden Morgen auf nüchternen Magen Algentabletten schlucken. Ein Produkt, daß Sie rundum gut mit Proteinen versorgt, ist »Total Greens« (zu beziehen über Supplementa B.V.).

Azidose: Die Übersäuerung des Körpers

Die Übersäuerung unseres Körpers kann als *der* Schönheitskiller schlechthin angesehen werden. Außerdem fördert sie das Erreichen der ewigen Jugend nicht gerade!

Unser Blut hat, wenn es gesund ist, einen schwach basischen pH-Wert von 7,4. Eine basische Ernährung hilft, diesen Wert zu erhalten. Bei Störungen des Stoffwechselgeschehens oder Erkrankungen der Ausscheidungsorgane kommt es zu

Azidose, der Übersäuerung des Körpers, die negative Dinge für unser Aussehen mit sich bringt.

Neueste Forschungsergebnisse belegen, daß über neunzig Prozent unserer heutigen Krankheiten auf Übersäuerungsschäden zurückzuführen sind. Diese Beschwerden befallen besonders die Ausscheidungsorgane. Nach der chinesischen Heilungslehre gilt der Darm als Wurzel des Lebensbaumes und Hauptsitz unseres Wohlbefindens.

Unsere Eßgewohnheiten haben sich in diesem Jahrhundert grundlegend verändert – leider nicht zum Positiven. Mit unserer denaturierten Zivilisationskost führen wir unserem Körper täglich 80 bis 90 Prozent an säurebildender Nahrung zu. Paradoxerweise schmeckt sie meistens nicht sauer, sondern süß, wird jedoch sauer verstoffwechselt. Alle mit Zucker angereicherten Lebensmittel wirken säurebildend. Hinzu kommen die stark säurebildenden Hauptnahrungsmittel wie Fleisch, Geflügel, Fisch, Eier, Käse und Backwaren. Ein Übermaß an Fett kann der Körper nicht verbrennen, und es wird statt dessen in Essigsäure und Schlackzellen umgewandelt. Ein zu hoher Eiweißkonsum führt zur Bildung von Harnsäure, deren harntreibende Wirkung die Nieren zuviel Wasser ausscheiden läßt. Gleichzeitig werden die lebensnotwendigen Basenbildner Kalzium, Natrium und Kalium ausgeschwemmt. Gerade diese Mineralien benötigt der Körper jedoch für die Neutralisierung von Säuren und den Zellaufbau. Somit steckt unser Körper in einem verzwickten Teufelskreis, der langsam, aber stetig unsere Gesundheit und Schönheit schwinden läßt.

Typische Azidosebeschwerden sind:

- Infektionsanfälligkeit,
- chronische Müdigkeit,

- depressive und aggressive Stimmungen,
- Ruhelosigkeit,
- Schlafstörungen,
- nächtliche Schweißausbrüche,
- Schmerzempfindlichkeit, besonders der Zähne,
- Zahnfleischrückgang,
- glanzloses Haar, Ergrauen der Haare, Haarausfall,
- trockene, fahle Haut,
- brüchige Nägel,
- Gelenkbeschwerden, rheumatische Beschwerden,
- übersäuerter Magen,
- Mundgeruch,
- Darmprobleme wie Durchfall, Verstopfung, Blähbauch, Breistühle,
- Verschleimung der Atemwege,
- Blutdruckschwankungen,
- Schilddrüsenstörungen.

Unser Körper versucht, den Säureüberfluß zu neutralisieren, indem er vor allem den Knochen, Nägeln, Zähnen und dem Haarboden Kalzium entzieht. So kann es schon bei jungen Menschen zu Osteoporose und Haarlichtung kommen.

Im Bindegewebe machen sich verhärtete Säuren als Orangenhaut bemerkbar – welche Frau könnte davon kein Lied singen!

Alle Speisen, die übersäuern, führen zu Gärungen im Darm. Mit der richtigen Ernährung und Lebensweise kann man jedoch den pH-Wert unseres Körpers positiv beeinflussen. Die Maxime dafür lautet: Alle Nahrungsmittel, die säuernd wirken, sollten gemieden werden. Statt dessen bringen Sie lieber basische Lebensmittel auf den Tisch. So helfen Sie Ihrem Körper, den für ihn gesunden pH-Wert von 7,4 zu erhalten.

Ferner ist zu bedenken, daß alle Ausscheidungsorgane bis

zum Mittag auf Hochtouren arbeiten und mit anderthalb bis zwei Litern basischer Flüssigkeit (zum Beispiel frisch gepreßte Säfte) bei der Schlacken- und Säureausschwemmung unterstützt werden sollten.

Ein wahres Wundermittel ist das Mineralstoffpulver Basica, von dem ich Ihnen bereits berichtet habe. Es wird basisch verstoffwechselt und wirkt somit der Übersäuerung entgegen. Man gibt einen Teelöffel auf ein Glas Wasser und erhält ein erfrischendes Getränk, welches süßlich schmeckt und dabei doch entsäuert.

Welche Nahrungsmittel wirken basisch? Nun, Sie haben es sicherlich schon geahnt: Obst, Gemüse und Salat. Schwelgen Sie in Greenfood, Salaten, Gemüseaufläufen, Obstsorbets.

Meiden Sie hingegen Nahrungsmittel, die übersäuern. Dazu gehören alle tierischen Produkte, hauptsächlich Fleisch und Wurst sowie Süßigkeiten. Wenn man sich einmal dazu durchgerungen hat, auf Süßes zu verzichten, vergeht auch der Heißhunger darauf. Mein altbewährter Trick: Selbstgekochtes Apfelmus und ungeschwefeltes Trockenobst helfen über die schlimmsten Süß-Attacken hinweg!

Die Kraft der Kräuter

Jede Küchenfee wird Ihnen bestätigen, daß ohne Kräuter und Gewürze gar nichts läuft. Sie geben jedem Gericht den richtigen Pfiff – sie können jedoch auch alles verderben. Erst kürzlich servierte mir mein Lieblingskellner einen Salat, der total verpfeffert war. Schade um die guten Zutaten!

Welchen Wert Kräuter und Gewürze darstellen, läßt sich am Lauf der Geschichte ablesen: Ihretwegen ging man auf Entdeckungsfahrten, Gewürzstraßen etablierten sich, und es wurden sogar Kriege darum geführt.

Neben der Eigenschaft, Speisen eine eigene Geschmacksnote zu verleihen, wurde insbesondere die Heilkraft der Kräuter geschätzt. Allein der Geruch einiger Kräuter aktiviert die Verdauungssäfte. Ihre ätherischen Öle sorgen dafür, daß schwere Speisen besser bekömmlich sind. Neben Gerb-, Bitter- und Scharfstoffen enthalten sie wertvolle Inhaltsstoffe wie Vitamine, Mineralien und bioaktive Substanzen. Die feinen Aromastoffe sorgen für ein intensiveres Geschmackserlebnis.

Die nachfolgende Tabelle soll Ihnen einen Überblick verschaffen, welche Kräuter wofür verwendet werden. Was Sie jedoch nicht davon abhalten soll, selbst zu experimentieren. Alle Kräuter können Sie auf der Fensterbank selbst züchten oder als fertige Pflänzchen kaufen. Vergessen Sie das Gießen nicht!

Abschließend noch ein Tip von meiner Großtante Hortense, die eine begnadete Köchin war und mit ihren Kochkünsten so manchen Mann becirct hat: Verwenden Sie nicht weniger als zwei Kräuter, aber niemals mehr als fünf!

Geschmack	**Inhaltsstoffe**	**Effekt**	**Verwendung**
Petersilie			
süßlich-würzig	Kalzium, Eisen, Vitamin C, ätherische Öle	verdauungsfördernd, appetitanregend, harntreibend	Suppen, Kartoffeln, Salate, Saucen, Quark
Schnittlauch			
schwach-würzig nach Zwiebeln	Kalium, Eisen, Vitamin C, Sulfide	appetitanregend, verdauungsfördernd	Salate, Gemüse, in Suppen

Geschmack	Inhaltsstoffe	Effekt	Verwendung
Dill			
starker, frischwürziger Eigengeschmack	ätherische Öle (Phellandren, Carvon)	beruhigend, verhindert Blähungen, antibakteriell, gut für Galle und Leber	Fischgerichte, Suppen, unverzichtbar im Gurkensalat
Basilikum			
feinwürzig bis scharf-aromatisch	Bitterstoffe ätherische Öle	regt den Fluß der Verdauungssäfte im Magen an	Salate, Tomaten mit Mozzarella, Dressings, Spaghetti al pesto
Estragon			
pikant-herb bis leicht bitter	ätherische Öle (Oleum, Dranculi), Bitterstoffe	verdauungs- und gallenflußfördernd, harntreibend, kräftigend	Gemüsegerichte, Saucen, Suppen, Dressings
Thymian			
kräftig-herb, herzhaft-pfeffrig	ätherische Öle, Gerb- und Bitterstoffe	antiseptisch, verhindert Blähungen, hemmt Gärungsvorgänge im Darm	Fischgerichte, Pizza, Suppen, Gemüse

Geschmack	Inhaltsstoffe	Effekt	Verwendung
Zitronenmelisse			
frisch-minzig	ätherische Öle (z. B. Citral)	krampflösend, bei Schlafstörungen, Kopfschmerzen, Beschwerden der Atemwege	Tee, Gemüse, Fischgerichte, Suppen, Saucen

Die gesündesten Lebensmittel

»Was gesund ist, schmeckt nicht«, hört man einige Leute immer wieder sagen. Oftmals beruht diese Äußerung auf Unwissen, da einige Leute nach wie vor lediglich ihr Standardrepertoire kochen, ohne zu ahnen, was ihnen alles entgeht.

Nehmen wir zum Beispiel Broccoli. Noch in den siebziger Jahren war er bei uns völlig unbekannt, und viele Ältere trauen sich nicht, ihn zuzubereiten – geschweige denn zu essen. Kürzlich stand auf dem Markt eine alte Dame neben mir und erzählte, daß sie noch nie Wassermelonen gegessen habe, »weil ich sie nicht kenne«. Wie traurig!

Broccoli

Im Laufe meiner Beschäftigung mit gesunder Ernährung stieß ich immer wieder auf Broccoli. Ich lernte ihn in Rom kennen, als er in Deutschland noch völlig unbekannt war. Da ich ihn sofort in die Top ten meiner Lieblingsspeisen aufnahm, freute es mich natürlich besonders, daß er über viele gute Eigenschaften verfügt.

Die altershemmende Eigenschaft des Broccolis kann gar nicht hoch genug geschätzt werden. Er enthält Sulforaphan, das die Tätigkeit der Entgiftungsenzyme anregt. Dadurch läßt sich die Krebsrate um ein Drittel senken. Forschungen belegen, daß Broccoli-Esser weniger an Dickdarm- und Lungenkrebs erkranken. Auch bei Lungenkrebspatienten werden Zusammenhänge zwischen dem Genuß von Broccoli und längerem Leben vermutet.

Ferner enthält er Beta-Carotin, Vitamin C, Glutathion und Lutein, die alle gegen freie Radikale kämpfen. Broccoli ist außerdem eine hervorragende Chromquelle.

Broccoli wirkt also phänomenal, schmeckt hervorragend – und ist zudem kinderleicht zuzubereiten. Kochen Sie die Broccoliröschen zum Beispiel mit Nudeln zusammen. Gießen Sie das Kochwasser ab, und rühren Sie einen Eßlöffel gekörnte Brühe sowie einen Stich Butter unter – fertig!

Weintrauben

Diese fabelhaften Früchte enthalten zwanzig bekannte Antioxidanzien, die freie Sauerstoffradikale bekämpfen. Diese Stoffe befinden sich vor allem in der Haut und den Kernen. Interessant ist, daß blaue Trauben eine bessere Wirkung als helle haben. Die Substanz, die das Altern vornehmlich bremst, heißt Querzentin. Sie kommt auch in Zwiebeln und Tee vor. Rosinen wirken übrigens ebenso wie frische Trauben.

Soja

Sojabohnen enthalten in hoher Konzentration ein Wundermittel gegen das Altern: Genistein. Dieser Stoff blockiert ein

Enzym, das Krebsgene aktiviert, und kann die schädliche Wirkung freier Radikale bremsen.

Es wird vermutet, daß bereits eine kurzzeitige Behandlung mit Genistein im frühen Kindesalter wie eine Impfung gegen Krebs wirken könnte. Diese Spur verfolgen momentan zahlreiche Wissenschaftler in aller Welt.

Soja gilt als hervorragende Kalziumquelle. Unser Körper kann dieses Kalzium sogar besser als aus Fleisch und Milchprodukten resorbieren. Ferner reguliert Soja den Blutzuckerspiegel und tut unseren Arterien gut.

Soja ist nicht nur gesund, sondern schmeckt auch umwerfend. Geben Sie frische Sojabohnen zu pfannengerührtem Chinagemüse. Das macht dieses Gericht erst richtig knackig. Sie sollten aber auch unbedingt einmal Fleischimitate, die aus Soja hergestellt werden, ausprobieren. Sie ähneln »echtem« Fleisch sowohl optisch als auch geschmacklich. Meinem alten Freund Claus habe ich einmal ein Sojagulasch serviert – er weiß bis zum heutigen Tag nicht, daß es kein Fleisch, sondern ein Sojagericht war, das er so genußvoll verspeist hat.

Fisch

Ein möglicher Grund für zu schnelles Altern: Den Körperzellen mangelt es an Fischöl! Alle Fischsorten sind reich an sogenannter Omega-3-Fettsäure, besonders aber fetter Fisch wie Lachs, Makrele und Sardine. Ferner enthält Fisch Antioxidanzien wie das Coenzym Q-10 und Selen. Bereits 30 Gramm Fisch täglich reichen aus, um dem Alterungsprozeß zu begegnen. Wer keinen Fisch mag, kann – und sollte – auf Fischölkapseln ausweichen.

Zwiebeln

Dank ihres Reichtums an Antioxidanzien können Zwiebeln helfen, Krebs zu verhindern, unser Blut flüssig zu halten, Blutgerinsel zu unterbinden und das gute HDL-Cholesterin zu vermehren. Als herausragendster Wirkstoff ist hier erneut Querzentin zu nennen. Ferner wirken Zwiebeln entzündungshemmend und bekämpfen Pilze und Viren.

Rote und gelbe Zwiebeln erzielen die besten Wirkungen. Wenn Sie jedoch keine Zwiebeln mögen, könnten Sie zu einem kleinen Trick greifen: Reiben Sie die Zwiebel ganz fein und mischen Sie sie unter den Salat. So nutzen Sie ihren positiven Effekt aus, ohne auf Zwiebelstückchen zu beißen.

Tomaten

Wer hätte es gedacht, aber die Tomate wirkt vorzeitigem Altern wunderbar entgegen. Der wichtigste Stoff dabei ist Lycopin, ein Carotinoid, das der Tomate die rote Farbe verleiht.

Vor kurzem fand im spanischen Pamplona der dritte Weltkongreß der Tomatenproduzenten statt. (Was es nicht alles gibt!) Im Rahmen dieser Veranstaltung wurde ein Symposium zum Thema »Tomaten und Gesundheit« abgehalten. Dort berichteten Fachleute, daß die Schutzwirkung des Lycopins sich nicht allein auf einen antioxidativen Effekt beschränkt, sondern auch das Wachstum der Zellen kontrolliert. Im gesunden Organismus gebieten verschiedene Mechanismen dem ungezügelten Wachstum von Körperzellen, wie es bei Krebs der Fall ist, Einhalt. Das geschieht zum Beispiel durch den »Zell-Zell-Kontakt«. Sobald wachsende Zellen sich berühren, gilt dies als Signal, weiteres Wachstum zu stoppen. Diese Wachstumskontrolle unterliegt bei Krebszellen einer Störung. Lycopin verbessert den »Zell-Zell-Kontakt« und hemmt so das Wachstum von Krebszellen.

Merkwürdigerweise liefern nicht rohe Tomaten, sondern hitzebehandelte (wie wir sie zum Beispiel im Ketchup finden) am meisten Lycopin. Das bedeutet, daß wir öfter mal wieder ein Tomatensüppchen zu uns nehmen sollten.

Hier die schnelle Variante: Tomaten vierteln, mit wenig Wasser im Mixer pürieren. Ein Eßlöffel Olivenöl und Gewürz nach Belieben dazugeben und kurz aufkochen lassen – fertig!

Für diejenigen, die keine Tomaten mögen, bietet die Firma Medicom Pharma Lycopin-Tabletten unter dem Namen »Nobilin Lyco« an. Die Softgel-Kapseln enthalten fast alle Inhaltsstoffe in gelöster Form, weil der Körper sie so besser aufnehmen kann.

Möhren

Die tägliche Dosis Beta-Carotin, die in einer mittelgroßen Möhre enthalten ist, soll das Lungenkrebsrisiko glatt um die Hälfte verringern. Leute mit niedrigen Beta-Carotin-Werten sind für Herzinfarkte, Schlaganfälle und verschiedene Krebsarten anfälliger.

Wie bereits erwähnt, müssen die Zellwände durch Schneiden, Hacken oder Kochen aufgebrochen werden, damit das Beta-Carotin freigesetzt werden kann. Es empfiehlt sich, die Möhren in Scheiben zu schneiden und in Olivenöl zu dünsten. Dadurch öffnen sich die Zellen der Karotten, und die Aufnahme der Inhaltsstoffe wird durch das Fett verbessert.

Ein wahrer Schönmacher und mein Favorit: gebratener Möhrenreis. Gekochten Naturreis und kleingeschnittene Karotten in Öl anbraten, gehackte Kräuter darübergeben und genießen. Ihr Teint sieht am nächsten Morgen frisch und erholt aus!

Olivenöl

Sommer, Sonne, Mittelmeer – und natürlich die mediterrane Küche! Was wäre sie ohne Olivenöl! Alleine die köstlichen Salate würden nur halb so gut schmecken.

Olivenöl hat zudem einen großen gesundheitlichen Nutzen. Der hohe Olivenölverbrauch geht in den Mittelmeerländern mit einem viel geringeren Auftreten von Herzkrankheiten einher. Aufsehenerregende Experimente in Kalifornien und Israel zeigten, daß die einfach ungesättigten Fette das Oxidieren des schädlichen LDL-Cholesterins unterbinden, so daß es nicht in die Arterienwände eindringen und diese schädigen kann. Der berühmte Cholesterinforscher Ancel Keys belegte bereits vor zehn Jahren, daß die Menschen des Mittelmeerraums, die als Hauptfettquelle Olivenöl nutzen, ein geringeres Risiko haben, an Gefäßerkrankungen zu sterben.

Benutzen Sie kaltgepreßtes Olivenöl. Wenn »extra vergine« auf dem Etikett steht, sollten Sie zugreifen.

Knoblauch

Leider läßt sich seine gesunde Wirkung nicht ohne lästigen Geruch ausnutzen. Trotzdem möchte ich die tolle Knolle nicht missen. Auch die Wissenschaft lobt Knoblauch, der die unterschiedlichsten Eigenschaften hat: Er wirkt als Antibiotikum, senkt den Cholesterinspiegel sowie den Blutdruck und soll auch dem Altern der Gehirnzellen vorbeugen.

Vor allem der Stoff, der dem Knoblauch den typischen Geruch verleiht, das Allizin, wirkt lebensverlängernd sowie angst- und streßmildernd. Das belegen jedenfalls neue Ergebnisse des Institut Pasteur in Frankreich. Am besten wirkt Knoblauch, wenn man ihn roh genießt. Gekocht enthält er keine nennenswerten Allizinwerte mehr.

Wer den Geschmack nicht mag oder Angst hat, durch den Geruch aufzufallen, sollte auf Knoblauchtabletten ausweichen. Sie enthalten im großen und ganzen die gleichen altershemmenden chemischen Verbindungen wie frischer Knoblauch.

Avocado

Diese birnenförmige Frucht ist zwar äußerst fetthaltig, doch es handelt sich um einfach ungesättigte Fette, die gegen Oxidierung gefeit sind. Aufgrund ihres hohen Gehalts an Glutathion neutralisiert die Avocado auch destruktive Fette in anderen Nahrungsmitteln. Das in Avocados enthaltene Kalium hilft, die Blutgefäße zu schützen.

Sie können die geschälte Frucht pürieren und unter Suppen zugeben. Das verleiht eine cremige Konsistenz und eine schöne Farbe. Außerdem ergibt pürierte Avocado einen wunderbaren Brotaufstrich, wenn man ihn mit gehackten Zwiebeln und Zitronensaft (um die Oxidierung zu verhindern) vermengt und mit Salz und Pfeffer abschmeckt.

Miso

»Miso ist ein Geschenk der Götter«, so der Kommentar meines japanischen Freundes Issey, der es in seiner Küche häufig verwendet.

Was genau ist Miso? Es handelt sich um eine Paste aus fermentierten Sojabohnen, Salz, Gerste oder Reis. Miso liefert Eiweiß, Vitamine und sogar – man höre und staune – das in pflanzlichen Lebensmitteln selten vorkommende Vitamin B_{12}. Es enthält außerdem Linolsäure und Lecithin, die unsere

Adern geschmeidiger machen und die Bildung von Bindegewebe unterstützen. Miso ist also ein echter Schönmacher!

Traditionell wird Miso in einem bis zu dreijährigen Fermentationsprozeß hergestellt. Es gibt über fünfzig verschiedene Sorten, die milder oder kräftiger schmecken. Ich bevorzuge Soja-Gersten-Miso, da es würzig ist, ohne geschmacklich zu dominieren.

Miso läßt sich wie der gute alte Suppenwürfel behandeln. Wichtig ist jedoch, Miso nicht mitzukochen, da sonst die lebenden Bakterien und Enzyme, die eine wertvolle Verdauungshilfe leisten, zerstört würden. Geben Sie Miso immer erst an das tellerfertige Gericht, um die optimale Wirkung zu nutzen.

Übrigens, es empfiehlt sich, all diese wundervollen Lebensmittel beim Bio-Bauern zu kaufen. Selbst anbauen wäre natürlich optimal, aber wer hat dazu schon die Zeit? Mein Landwirt heißt Paul (meine Freundin Sabine nennt ihn immer »Öko-Paule«) und ist einer der Knaben, die wir uns besonders warm halten sollten. Wir müssen ihn ja nicht gleich heiraten, zumindest für mich wäre das bäuerlich-frühe Aufstehen tödlich. Sein Obst und Gemüse ist knackig und, da frisch geerntet, vollgepackt mit Nährstoffen. Auch die Ökoläden kann man mittlerweile betreten, ohne wie ein Althippie herumzulaufen oder Mitglied bei Greenpeace zu werden (wobei letzteres im übrigen gar nicht so verkehrt ist!).

Die kleinen Sünden

Kennen Sie diese Szene? Sie laufen zwischen den Supermarktregalen, in denen Weizenkeime und Müsli stehen, entlang, und es überfällt Sie ein Heißhunger auf Eiscreme – und zwar ohne jegliche Vorwarnung. Der vernünftige Teil Ihres Großhirns befiehlt: »Nichts da, vitaminreich, kalorienarm und fettfrei sollst du essen!« Um dann spätestens an der Kasse schwach zu werden …

Es endet, wie es enden muß: mit einer Familienpackung Eis, einem schlechten Gewissen und dem Versprechen: »Ab morgen ernähre ich mich gesund!«

Immer wieder macht uns der Appetit einen Strich durch die ernährungstechnisch ausgetüftelte Einkaufsliste. Trotz aller guter Vorsätze steht eines felsenfest: Wer sich kasteit, wird erst recht schwach, darin sind sich mittlerweile alle Ernährungsforscher einig. Es nutzt nichts, mit dem Verstand gegen unsere Triebe anzuessen.

Bereits Kinder wissen, was ihnen guttut. In den ersten Jahren lernt der Organismus, welche Vitamine und Vitalstoffe worin enthalten sind, und schlägt dann mit Hilfe des Appetits Alarm, sobald etwas fehlt. Eisenmangel? Unsere Lust auf Fleisch wächst just in diesem Moment. Oder wir haben zu wenig vom Wohlfühlstoff Serotonin: Sofort überkommt uns Heißhunger auf Schokolade.

Von Zeit zu Zeit zu sündigen ist also okay – aber wenn schon, dann bitte schön mit Genuß! Schließlich ist auch in Schwarzwälder Kirschtorte Vitamin A enthalten und in Cheeseburgern Magnesium! Außerdem weiß unser Körper – zumindest wenn er gesund ist – nur zu gut, wann es mit dem Vollfuttern genug ist.

Sehen wir die Sache mit der Ernährung also nicht zu verbissen! Das ist ungesünder als jede Fast-food-Mahlzeit. Solange die Sünden nur gelegentlich begangen werden, ist alles in bester Ordnung, nicht wahr?

Schöne neue Welt des Health food

Als ich kürzlich in einem Supermarkt in Tokio einkaufen ging, staunte ich nicht schlecht. Da lachten mich aus den Regalen Lebensmittel an, von denen wir in Deutschland noch nicht einmal träumen: ein Bier gegen Krebs, eine Limonade mit Collagen für tolle Haut, Schokolade gegen Herzinfarkt und Fertigsuppen gegen Durchblutungsstörungen.

Mein Freund Issey klärte mich auf, daß es so etwas in Japan schon lange gibt. Um die Verbraucher vor unlauteren Versprechungen zu schützen, vergibt das japanische Gesundheitsministerium bereits seit 1991 das Prädikat »FOSHU« (»food for specified health use«). Nur einheimische Firmen sind berechtigt, sich um diese Auszeichnung zu bewerben. Die Produkte dürfen nur natürliche Wirkstoffe enthalten und müssen ein wissenschaftliches Zulassungsverfahren durchlaufen. Der ganze Spaß kostet den Hersteller umgerechnet 45 000 Mark, dafür darf aber auch mit den heilbringenden Vorzügen ungeniert geworben werden.

Bei uns in Deutschland wird hingegen zwischen Nahrungsmitteln, die laut Gesetz »nur dazu bestimmt sind, verzehrt zu werden«, und zulassungspflichtigen Arzneiprodukten superstreng unterschieden. Selbst wenn der gesundheitliche Nutzen wissenschaftlich erwiesen ist, darf der Hersteller keine konkreten Aussagen dazu machen. Schade eigentlich!

Auch aus England kommt frohe Kunde. Im September 1997 weilte ich gerade mit meiner Freundin Simone zwecks Shoppingtour in London, als der führende Brothersteller »Allied Bakeries« eine große Werbekampagne für »Burgen Bread« startete. Überall sah man riesige Werbeplakate, und in keiner Zeitung fehlte ein Hinweis auf diese neue Backware. Es handelt sich dabei um Vollkornschnitten mit Soja- und Leinsamenzusätzen. Die darin enthaltenen pflanzlichen Stoffe, Phytoöstrogene, die dem weiblichen Hormon Östrogen ähnlich sind, sollen Frauen in den Wechseljahren vor der fliegenden Hitze schützen. Leider konnte ich meiner lieben Mutter keines dieser Brote als Souvenir mitbringen, weil es ständig ausverkauft war. Aber so habe ich wieder einen guten Grund, nach London zu fahren, gelle?

Für die Zukunft sieht es so aus, als ob die Nahrungsmittelhersteller mit den Pharmakonzernen zusammenarbeiten werden, um uns leckere und gesunde Dinge zu servieren. Vor kurzem hat sich zum Beispiel der amerikanische Chemiekonzern DuPont mit drei Milliarden Dollar in die Landwirtschaft eingekauft, um Produkte auf den Markt zu bringen, die genauso aussehen und schmecken wie herkömmliche, aber viel gesünder sind. Eine erfreuliche oder eine erschreckende Zukunftsvision? Das wird sich zeigen.

Wann essen wir was am besten?

Jeder hat andere Vorlieben bezüglich des täglichen Speisenablaufs, aber eine ungefähre Richtlinie möchte ich hier trotzdem geben.

Morgens nach dem Aufstehen sollten wir zuerst jede Menge Flüssigkeit zu uns nehmen, um die Schlacken der Nacht aus dem Körper zu spülen. Frisch gepreßte Säfte oder ein Glas warmes Wasser mit Zitrone eignen sich zum Entgiften am besten. Bereits nach einigen Tagen wird der Teint glatt und rosig. Probieren Sie es einmal aus!

Zum Frühstück sollten wir möglichst nur Obst und rohes Gemüse essen. Das belastet den Kreislauf nicht, und wir sind durch Vitamine und Mineralien so fit, daß wir unserem nervigen Chef jede Menge Power entgegenzusetzen haben.

Eine Eiweißmahlzeit zum Mittagessen ist ideal. Neueste Ergebnisse der Biorhythmus-Forschung haben ergeben, daß gegen 13 Uhr besonders viel Magensäure gebildet wird. Das ist eine ideale Voraussetzung für die mühelose Verdauung einer Eiweißmahlzeit. Ferner steigert Eiweiß am Mittag die geistige

Leistungsfähigkeit, weil die darin enthaltene Aminosäure Tyrosin die Hormone Dopamin und Noradrenalin bildet, die für ein waches Gehirn zuständig sind. Zum Beispiel macht sich ein leckeres Lachssteak mit Gemüsebeilage gut – und es schmeckt umwerfend!

Kohlehydrate zum Abendessen beruhigen Geist und Körper, weil sie die Insulinproduktion anregen. Insulin wäscht die wachmachenden Stoffe aus dem Blut. Nun kann die Aminosäure Tryptophan ungestört Serotonin bilden, ein natürliches Beruhigungsmittel. Ein Teller Nudeln mit Broccoli am Abend wird uns selig schlafen lassen und die Nacht mit süßen Träumen erfüllen!

Wenn wir dann noch bedenken, daß alle Lebensmittel eine gewisse Zeitspanne benötigen, um vollständig verdaut zu werden, kann eigentlich nichts mehr schiefgehen. Lassen Sie deshalb zwischen Ihren Mahlzeiten genügend Zeit vergehen, bevor Sie etwas Neues zu sich nehmen. Damit Sie eine Vorstellung bekommen, wie lange einige Lebensmittel brauchen, um vollständig verdaut zu werden, hier einige Zeiten:

- Salate, frisch gepreßte Säfte **eine halbe Stunde**
- Zucker, Honig, Fruchtzucker **bis zu eine Stunde**
- Kaffee, Tee, Kakao, Milch, Fleischsuppe, Gemüsesuppe, weiches Ei **bis zu zwei Stunden**
- Weißgebäck, Eierspeisen, gekochte Kartoffeln, gekochte Obst- und Gemüsesorten **bis zu drei Stunden**
- Vollkornprodukte, Bratkartoffeln, gebratene Fleisch- und Fischspeisen, rohes Gemüse, alle sonstigen, in Fett gebratenen Speisen **bis zu vier Stunden**
- Hülsenfrüchte jeglicher Art, Hartkäse **bis zu fünf Stunden**
- alle fettreichen Mahlzeiten **bis zu sechs Stunden**

Unserer Schönheit zuliebe sollten wir immer ausreichende Pausen zwischen den Mahlzeiten einlegen!

Ein Wort zum Thema »Ich habe keine Zeit zum Kochen«

Ich habe den Eindruck, daß es vielen Leuten nicht an Zeit, sondern an der richtigen Einstellung zum Kochen mangelt. Ich empfinde die Zubereitung von Mahlzeiten als sehr sinnlich und zudem noch als äußerst kreativ. Bei uns zu Hause waren das Kochen sowie das gemeinsame Essen feste Punkte im Tagesablauf. Das habe ich bis heute beibehalten.

Wie bereits an anderer Stelle erwähnt, ist unser Körper ein kybernetisches Meisterwerk, in dem zahlreiche Einzelsysteme genial zusammenarbeiten. Durch Kunstnahrung, Fast food, Fertiggerichte und andere belastende Dinge läßt er sich nicht gesund und jung erhalten.

Wie drückt es meine Freundin Christa doch so schön aus: Vitale Nährstoffe erschließt man sich nicht mit dem Büchsenöffner!

Ich muß nun wohl aber an dieser Stelle verraten, daß ich seit einiger Zeit einen Partner habe, der mich bekocht und kulinarisch rundum verwöhnt. Vielleicht wäre das ja auch für Sie eine Maßnahme, die Sache mit dem Kochen bequem zu lösen!

Elas Lieblingsrezepte

Gesund, lecker und schnell zubereitet, trennkostgerecht und farblich ansprechend – so muß ein Gericht beschaffen sein, um in meine persönlichen Top ten aufzusteigen. Ich habe mittlerweile eine ganze Mappe voller Rezepte gesammelt und möchte Ihnen nun meine Favoriten verraten – einen für jede Jahreszeit.

Die Mengenangaben gelten für zwei Personen, sind also geeignet, wenn Sie mal wieder einen Kochabend mit Ihrer besten Freundin veranstalten oder den Mann Ihres Herzens kulinarisch verwöhnen möchten.

Frühjahr

Kartoffel-Lauch-Kuchen

Wenn unser Stoffwechsel nach den dunklen Wintermonaten im Frühjahr wieder einen Gang höher schaltet, tut ihm eine Extraportion Vitalstoffe gut und hilft gegen Frühjahrsmüdigkeit. Dieser Kuchen enthält jede Menge B-Vitamine, Kalzium und Magnesium, um uns wieder auf Vordermann zu bringen.

Kochen Sie 500 Gramm Kartoffeln. Nach kurzem Abkühlen schälen und fein zerdrücken. Verrühren Sie diese Masse mit 150 Gramm Weizenvollkornmehl, 50 Gramm Weizengrieß, einem Ei, Salz, Pfeffer und frisch gemahlener Muskatnuß.

Den Teig in eine gefettete Springform geben, andrücken und einen kleinen Rand formen.

Für die Füllung putzen Sie 500 Gramm Lauch und schneiden ihn in dünne Scheiben.

Zusammen mit zwei großen, in Würfel geschnittenen Zwiebeln in etwas Olivenöl andünsten. Rühren Sie 100 Gramm saure Sahne und 150 Gramm geriebenen Käse unter und würzen Sie mit klarer Brühe und weißem Pfeffer. Lassen Sie diese Masse kurz einkochen und geben Sie sie in die Springform auf den Kartoffelteig.

Die Form auf den mittleren Rost in den kalten Backofen stellen. (Zu große Temperaturveränderungen vermindern den Mineralstoffgehalt!) Schalten Sie den Ofen auf 220 Grad und backen den Kuchen etwa 40 Minuten lang. Fünf Minuten bevor der Kuchen gar ist, streuen Sie noch ein wenig Käse obendrauf, so haben Sie eine wunderbar krosse Oberfläche.

Sommer

Kartoffelsalat à la Provence

Dieses Rezept entdeckte ich bei meiner Freundin Amanda, die ein wundervolles Häuschen mit Kräutergarten in der Nähe von Avignon bewohnt. Die Sommer in Südfrankreich sind heiß, und so sehnt sich unser Körper nach leichter Kost, die aber trotzdem satt macht und uns mit allen Nährstoffen versorgt, damit wir für die französischen Jungs mit den wunderschönen braunen Hundeaugen fit sind!

Kochen Sie vier mittelgroße Kartoffeln in der Schale. Nach dem Abkühlen schälen und in Scheiben schneiden. Ebenfalls in Scheiben geschnitten werden zwei mittelgroße Möhren, eine halbe Salatgurke und ein halbes Bund Radieschen. Geben Sie alles in eine große Schüssel.

Für die Sauce verrühren Sie Kefir mit Mayonnaise, einer superfein gehackten Zwiebel und zwei Eßlöffeln Olivenöl. Würzen Sie mit klarer Brühe, etwas Pfeffer und einem Spritzer Maggi. Geben Sie einen Bund feingehackte Kräuter (z. B. Petersilie, Schnittlauch und Kresse) dazu.

Gießen Sie die Sauce über den Salat, und rühren Sie ihn kurz um. Einige Minuten ziehen lassen, dann zusammen mit geröstetem Baguettebrot und guten Freunden genießen.

Herbst

Ich liebe den Herbst; er ist meine erklärte Lieblingsjahreszeit. Vielleicht kommt das daher, weil ich im September Geburtstag habe oder weil ich so gerne in den bunt gefärbten Wäldern spazierengehe. Wie auch immer, dieses Rezept paßt wundervoll in diese Zeit und ist sowohl raffiniert als auch superschnell zubereitet.

Aubergines Indian Summer

Schneiden Sie zwei Auberginen der Länge nach in fingerdicke Scheiben. Dünsten Sie eine rote, feingehackte Zwiebel in Olivenöl an, und löschen Sie sie mit klarer Brühe ab. Schneiden Sie zwei große Tomaten in Würfel, und geben Sie sie dazu. Kurz aufkochen lassen.

Fügen Sie die Auberginen und 250 Gramm in fingerlange Stücke geschnittenen Tofu hinzu. Bei geschlossenem Deckel zehn Minuten köcheln lassen.

Auf einem weißen Teller anrichten (Farbkontrast!) und mit feingehackter Petersilie bestreuen.

Winter

Spaziergänge im Schnee, duftende Bratäpfel genießen und für meinen Lieblingsmann Weihnachtsplätzchen backen: Ich freue mich jedes Jahr aufs Neue darauf. Irgendwie sehnt man sich in der kalten Jahreszeit nach etwas Wärmendem. Wenn die Jungs aber selbst so verfroren sind, daß sie uns nicht wärmen können, hilft dieses Rezept. Ich lernte es während einer Modereportage in Moskau kennen. Mir ist selten kalt, aber so etwas hatte ich bis dato noch nicht erlebt. Bei den dort herrschenden Minusgraden hätte ich meine Visagistin umarmen können, als sie mit einer Tasse heißem Borschtsch in die Garderobe kam. Diese Suppe ist ein russisches Nationalgericht und schmeckt umwerfend.

Borschtsch Moskovskaja

Raspeln Sie drei rote Beten ganz fein, und lassen Sie sie über Nacht mit einem Eßlöffel Essig vermischt ziehen. Am nächsten Tag braten Sie eine feingehackte Zwiebel in Olivenöl an, löschen mit einem Liter klarer Brühe ab und geben die rote Bete sowie 500 Gramm Sauerkraut dazu. Lassen Sie alles eine Stunde lang bei geringer Hitzezufuhr köcheln.

Füllen Sie den dampfend heißen Borschtsch in Suppenteller. Geben Sie einen Klecks Crème fraîche und feingehackten Dill obendrauf.

Nachspeisen

»Sind Desserts eigentlich gesund?« fragte mich meine Freundin Ilona mit großen Kinderaugen. Jedes Essen kann gesund sein, solange die richtigen Zutaten verwendet werden. In Nachspeisen findet sich oft jede Menge Zucker, und genau den sollten wir, wie bereits gesagt, vermeiden. Zum Glück gibt es andere Süßungsmittel, die gesünder als weißer Zucker sind – zum Beispiel Honig, Ahornsirup und Birnendicksaft. Sie verleihen Desserts eine liebliche Süße, die raffinierter ist als die von Zucker, der geschmacklich oftmals alles totschlägt.

An dieser Stelle möchte ich Ihnen ein Rezept für eine Eiscreme vorstellen, die ohne Zucker auskommt. Ich lernte diese Art der Zubereitung in Los Angeles kennen.

Pürieren Sie pro Person eine Banane, und rühren Sie je einen Teelöffel Zimt und Lecithingranulat unter. Geben Sie dieses Mus in eine flache Schale und stellen Sie es ins Gefrierfach. Nach zwei Stunden schneiden Sie die gefrorene Masse in Streifen und geben sie entweder in den Entsafter, von dem ich im folgenden Kapitel noch berichten werde, oder pürieren Sie

sie im Mixer. Zuerst wollte ich es selbst nicht glauben, aber es entsteht eine Creme, und das ohne Zusatz von Sahne. Wir erhalten sozusagen Vitamine und Enzyme pur!

Bei dieser Art der Zubereitung sind Ihrer Phantasie keine Grenzen gesetzt. Probieren Sie das Rezept auch einmal mit Heidelbeeren, Erdbeeren oder Himbeeren – beerig gut! Vergessen Sie jedoch bitte nicht, die Mischung vor dem Gefrieren zu pürieren, sonst wird sie nicht so kremig, und Ihr Mixer könnte streiken.

D-D-P: Die Vier-Wochen-Verjüngungskur

Kürzlich bekam ich ein Gespräch zwischen zwei Freundinnen mit, das mich sehr nachdenklich stimmte: »Was, du willst tatsächlich zum Schönheitschirurgen? Gibt es denn keine Creme gegen deine Augenfalten?« Die andere antwortete: »Schon alles probiert, aber nichts hat geholfen. Es ist zum Verrücktwerden!«

Seufzend aßen die beiden ihre Portion Pommes rot-weiß zu Ende – nicht ahnend, daß sie sich gerade neue Runzeln und Krähenfüße anfutterten.

Dabei wäre hier leicht Abhilfe zu schaffen. Doch die beiden Freundinnen wußten offensichtlich nicht, was selbst Mediziner erst vor einigen Jahren dank moderner Blutcomputer entdeckten: Unser Essen entscheidet darüber, ob wir frisch und jung oder faltig aussehen und vorzeitig altern.

Mittlerweile kennen wir sechzig Nährstoffe, die unseren Körper zur Hochform auflaufen lassen. Das Ergebnis einer guten Ernährung: rosige Haut, feste Fingernägel, glänzende und dichte Haare sowie gute Laune und starke Nerven.

Wenn unserem Körper jedoch Vitamine, Mineralien und andere Nährstoffe fehlen, dann verwendet er das dürftige Angebot verständlicherweise für die Aufrechthaltung der inneren Organfunktionen. Darunter leidet die Haut, die mit Pikkeln, Juckreiz und vorzeitigen Falten reagiert. Doch nicht nur unsere Körperhülle, sondern auch unsere Haare geraten durch eine schlechte Ernährung ins Hintertreffen: Es fehlen der Stand und die Fülle, die Haare hängen wie dünne Bindfäden vom Kopf herab – von Glanz ganz zu schweigen! Wer viele nährstoffarme Dinge wie Fertigprodukte und Fast food zu sich nimmt, dessen Haar altert früh. Nicht selten haben dann dreißigjährige Frauen das Haar einer Fünfzigjährigen.

Ein guter Friseur ist gleichzeitig Hellseher, so wie mein Lieblingscoiffeur Alexandre, der mir schon in den siebziger Jahren verriet: »Bei meinen Kundinnen kann ich am Haar ablesen, ob sie beim Essen und Trinken sündigen, ob sie genügend schlafen oder ein Lotterleben führen!« Unser Körper ist wie ein Spiegel: Essen wir das Richtige, zeigt er allen stolz, wie gesund und schön er ist. Essen wir aber das Falsche, gibt er uns das auch zu verstehen – unser Spiegelbild ist alles andere als erfreulich.

Sicherlich ahnen Sie schon, auf was ich hinauswill: Richtig, ein raffiniertes, gesundes und ausgewogenes Eß-Programm muß her! Hier kommt es auch schon: Das **D**reißig-**D**irekt-**P**rogramm, kurz D-D-P genannt.

Bereits Anfang der achtziger Jahre habe ich mich mit Brian zusammengesetzt, um einmal alle »guten« und »schlechten« Lebensmittel aufzulisten. Sein Kollege John, ein Ökotrophologe aus Boston, gesellte sich wenig später zu uns. Last not least hat uns meine Freundin Daisy, eine Spezialistin für Ernährungsfragen, mit ihren zahlreichen wertvollen Tips tatkräftig unterstützt.

So entwickelten wir **D-D-P,** das in unserem Freundeskreis zwar schnell zum Geheimtip avancierte, aber nie richtig bekannt geworden ist, weil uns das Geld für eine großangelegte Werbekampagne fehlte.

Folgen Sie unserer Anleitung, und geben Sie sich vier Wochen Zeit, um die Wirkung auf Ihr Aussehen zu testen. Schauen Sie heute noch auf den Kalender und rechnen vier Wochen weiter. Machen Sie ein dickes rotes Kreuz an diesem Tag – und schon kann es losgehen. Wenn Sie vier Wochen lang nur die »guten« Lebensmittel essen und die »schlechten« weglassen, werden Sie eine echte Überraschung erleben! Sie werden sich wohler fühlen, Ihre Haut wird klarer sowie weicher sein, und Ihre Haare werden aufleben und glänzen wie lange nicht mehr. Daß Sie dabei auch etwas für Ihre Figur tun, versteht sich von selbst!

Ich verstehe das **D**reißig-**D**irekt-**P**rogramm nicht als Diät (die ich übrigens alle hasse wie Bauchschmerzen), sondern als Bereicherung unseres täglichen Speiseplans und als ersten Schritt auf einem neuen Weg.

Die Schönmacher

Obst	Geflügel	Nüsse
Gemüse	Eier	Trockenobst (ungeschwefelt)
Salat	Milch	Getreide
Kartoffeln	Käse	Vollkornbrot
Hülsenfrüchte	Joghurt	Miso
Pilze	Hüttenkäse	frische Säfte
Naturreis	Butter	Mineralwasser
Vollwert-Teigwaren	Olivenöl	Quellwasser
Fisch	Honig	Kräuter-/Früchtetee
Meeresfrüchte	Sojaprodukte	grüner Tee

… und die absoluten Dont's

Fertiggerichte	Gänseschmalz	Kekse, Knabbergebäck

Konservenkost	Marmelade	Erdnüsse
geschälter Reis	Margarine	Salzstangen
Teigwaren aus hellem Mehl	Brötchen, Weißbrot	Chips
rotes Fleisch	Zucker	Kaffee, schwarzer Tee
Gepökeltes	Pommes frites	Kakao
Geräuchertes	Torten	Colagetränke
Fritiertes	scharfe Gewürze	gesüßte Limonaden
Wurst	Schokolade, Pralinen	Schnaps
Speck	Bonbons	Likör

Für die Gründlichen unter uns (an dieser Stelle viele liebe Grüße an meine Freundin Ilona) noch ein paar zusätzliche Tips, um die Wirkung des Programms zu steigern:

- Kombinieren Sie die »guten« Lebensmittel trennkostgerecht!
- Nehmen Sie keine Mahlzeiten nach 19 Uhr zu sich!
- Kauen Sie gründlich, das ist die halbe Verdauung!
- Trinken Sie nichts zum Essen, sonst werden wertvolle Magensäfte verdünnt!
- Genießen Sie alle Mahlzeiten wie ein Festmahl, dann sind sie noch mal so gesund!

Mit fünfzig wie mit Mitte Dreißig aussehen, wieder so dynamisch und fit wie zuletzt vor vielen Jahren sein? Das alles ist möglich und keine Zauberei, sondern logisch zu erklären. Investieren Sie vier Wochen Zeit in das **D**reißig-**D**irekt-**P**rogramm, und essen Sie sich wieder jung! Wetten, daß Sie aufgrund der umwerfenden Ergebnisse diesem Programm auch danach treu bleiben werden?

7 Flüssigkeitsaufnahme: Durst ist schlimmer als Heimweh!

»Wasser ist das beste Getränk
für einen weisen Mann!«
Henry Thoreau, Schriftsteller

»Mein Gott, sieht die aber vertrocknet aus!« rief mein Freund Robert beim Anblick einer älteren Dame auf einer Party aus. Das war zugegebenermaßen sehr uncharmant, er hatte jedoch recht. Ihre Haut wies unzählige Falten auf, die sich zum einen sicherlich auf übermäßige Sonneneinwirkung zurückführen ließen, zum anderen schrie ihr Körper: »Gib mir Flüssigkeit!«

Sie haben es sicherlich schon einmal an sich selbst beobachtet: Wenn man längere Zeit nichts getrunken hat, wirkt die Haut leicht vertrocknet. Nach einer ausgedehnten Shoppingtour mit meiner Freundin Simone durch London konnten wir diesen Effekt beim Blick in den Spiegel feststellen: Unsere Haut hatte Falten, wo am Morgen noch keine gewesen waren. Von diesem Zeitpunkt an setzten wir uns konsequent alle zwei Stunden in irgendeines der netten Londoner Cafés, um eine Trinkpause einzulegen.

Die meisten Ernährungslehren empfehlen die Aufnahme von zwei oder sogar drei Litern Flüssigkeit pro Tag. So sind viele Menschen gehorsam mit Wasserflaschen unterwegs, um sich das angegebene Quantum zuzuführen – manchmal entgegen ihres Durstgefühles. Chinesische Ärzte befremdet es sehr, wenn man ihnen erzählt, man trinke »über den Durst«. Die richtige Flüssigkeitsmenge hängt von mehreren Faktoren ab und unterscheidet sich individuell. Seit ich meine Ernährung auf wasserhaltiges Gemüse und Obst umgestellt habe, verspüre ich seltener Durst. Wenn man hingegen salzhaltig ißt, stellen sich häufiger Durstgefühle ein. Ob unser Flüssigkeitshaushalt in Ordnung ist, können wir an der Farbe des Urins leicht feststellen: Er sollte wie helles Bier aussehen. Ist er zu dunkel, müssen wir mehr trinken.

Wasser: Eine klare Sache

Bedenkt man, daß unser Körper zu etwa 70 Prozent aus Wasser besteht, finde ich es schon recht erstaunlich, was wir Süßen aus den restlichen 30 Prozent alles herausholen!

Wasser gilt nach wie vor als die gesündeste Art der Flüssigkeitsaufnahme – und als die kalorienärmste! Seit Urzeiten weiß man, daß Wasser heilen kann, und jede Menge Sagen und Mythen ranken sich um die heilkräftigen Quellen in der Tiefe. Dort entstehen die Heilwässer aus Regenwasser, das durch verschiedene Gesteinsschichten gesickert ist. Diese natürliche Filterung schützt es vor Verunreinigungen und hält es frei von Umwelteinflüssen. Der kleine Hinweis »natürliches« Heilwasser kommt einer Qualitätsgarantie gleich, diese Wassersorten sind nach den Vorschriften des Deutschen Arzneimittelgesetzes zugelassen. Heilwässer stärken unsere körpereigenen Kräfte, den Stoffwechsel sowie Organfunktionen.

Der gesundheitliche Nutzen von Heilwässern begründet sich im wesentlichen durch ihre mineralischen Bestandteile. Mineralien wie Natrium, Kalzium, Kalium, Magnesium und Sulfat waren schon Bestandteile des Urmeers. Sie sind bis heute essentielle Komponenten alles Lebendigen und daher »körpervertraut«. Dies unterscheidet Heilwässer von den vielen auf dem Markt befindlichen Kunstgetränken, die unseren Körper vor enorme Probleme stellen und bei der Verdauung Stoffwechselrückstände hinterlassen.

Wasser kann als die Basis für Gesundheit und Schönheit gelten, da ohne dieses Element kein Leben denkbar wäre. Ist unser Körper ausreichend mit Flüssigkeit versorgt, wirkt auch der Teint gesünder und praller. Die Struktur unserer Haut ähnelt einem Schwamm. Die Hornschicht besteht zu 13 Prozent aus Wasser, welches die Grundlage für Geschmeidigkeit und einen gesunden Säureschutzmantel bildet. In den ersten dreißig Jahren unseres Lebens verliert der Körper zehn Prozent seines natürlichen Wassergehaltes, was die Entstehung von Falten und Hautalterung fördert. Daher ist es wichtig, genügend zu trinken, um die Reserven wieder aufzufüllen.

Untersuchungen haben ergeben, daß mehr als die Hälfte aller Frauen zu wenig trinken. Die empfohlene Mindestmenge liegt bei eineinhalb Litern. Bei Hitze, Sport und Schwangerschaft sollte die Menge erhöht werden. Aber, wie bereits erwähnt, spült zuviel Flüssigkeit unnötig viele Mineralien aus dem Körper. Ein permanentes Durstgefühl kann übrigens auf eine bestehende Diabeteserkrankung hinweisen.

Nähere Informationen sowie eine Liste der besten Heilwässer erhalten Sie über den »Verband Deutscher Mineralbrunnen e. V.« in Bonn.

Grüner Tee: Gesunder Genuß

Grüner Tee beruhigt die Nerven, weckt die Lebensgeister und läßt den Streß von uns abfallen. Aber nicht nur deshalb gilt er zur Zeit als *das* In-Getränk: Grüner Tee kommt aus dem Hochgebirge Chinas und ist ein Heil- und Genußmittel mit einer langen Tradition. Er stammt zwar von der gleichen Pflanze wie der schwarze Tee, wird aber nicht fermentiert, sondern lediglich schonend getrocknet. So bleiben seine wertvollen Enzyme und Vitamine erhalten. Er ist reich an Vitamin

C, B-Vitaminen, Mineralstoffen und Spurenelementen sowie sekundären Pflanzenstoffen wie Flavonoiden, Cumarinen und Phenolsäuren. Normalerweise reagieren Vitamine sehr sensibel auf Hitze, Licht und Luft. Nicht so im grünen Tee: Selbst nach dem Aufbrühen läßt sich Vitamin C noch in ähnlich großen Mengen wie in Zitronen nachweisen.

Seine Inhaltsstoffe unterstützen Herz und Kreislauf, Verdauung, Immunsystem, Haut-, Haar- und Knochenaufbau sowie die Psyche. Durch seinen hohen Fluorgehalt beugt er Karies vor und zögert den Alterungsprozeß der Hirn- und Körperzellen hinaus. Asiatische Wissenschaftler vermuten bereits seit einiger Zeit einen Zusammenhang zwischen dem Konsum von grünem Tee und einem verringerten Risiko, an bestimmten Krebsarten zu erkranken, beispielsweise Bauchspeicheldrüsen-, Dickdarm- oder Brustkrebs. Neue Studien aus Japan weisen nun auch darauf hin, daß das Trinken von grünem Tee die Wirkung bestimmter Medikamente, die während einer Chemotherapie gegen Krebs eingenommen werden, verstärken kann. Es besteht also die Hoffnung, daß der grüne Tee die Wirksamkeit der Chemotherapie unterstützt und sich die Lebensqualität der Patienten mit seiner Hilfe steigern läßt.

Grüner Tee wirkt phantasieanregend und macht geistig beweglich. Er muntert auf und erhöht die Aufmerksamkeit, ohne nervös zu machen. Dies liegt daran, daß das in grünem Tee enthaltene Koffein an den Teegerbstoff Tannin gebunden ist. Diese Substanz bewirkt eine verzögerte Aufnahme von Koffein im Darm. So hält dieser Zaubertrank uns über einen langen Zeitraum geistig fit.

Außerdem soll er gelassen und besonnen machen. Ferner verbessert er das Urteils- und Entscheidungsvermögen und erleichtert Gedankenkombinationen. Er ist also das ideale Getränk für alle, die ihre geistigen Kapazitäten optimal nutzen möchten. Wie schön, denn gerade habe ich mir auch ein Täßchen aufgebrüht!

Apropos, wichtig ist die richtige Zubereitung: Das zum Aufgießen verwendete Wasser sollte nicht mehr kochen, sondern auf 70 bis 80 Grad abgekühlt sein, so entwickeln sich die feinen Nuancen seines Aromas und seine Inhaltsstoffe am besten. Je nachdem, wie lange Sie den Tee ziehen lassen, hat er unterschiedliche Wirkungen: Läßt man ihn drei Minuten ziehen, so wirkt er anregend, nach sechs Minuten entfaltet er seine beruhigenden Wirkstoffe.

Welche Sorte ist die beste? Nun, das ist eine reine Geschmacksfrage. Grüne Tees aus China schmecken blumig, mild und leicht, die aus Japan frisch-zart, herb und etwas grasig. Die japanische Teespezialität Gabalong zum Beispiel schmeckt ganz leicht nach Spinat. Einsteiger sollten es mit einem weichen, chinesischen Blatt versuchen wie grünem Assam, Gunpowder oder Jasmintee mit Blüten.

Nur eines gilt für alle: Kaufen Sie keinen grünen Tee, der lose in einer Dose oder im Glas aufbewahrt wird. Der zu einem Ring gepreßte in einer lichtundurchlässigen Verpackung ist immer noch die beste Wahl.

Säfte: Am besten frisch gepreßt

Wenn wir richtig zubereitete Säfte trinken, versetzen wir unseren Körper in die Lage, in zehn bis fünfzehn Minuten alle lebendigen Wirkstoffe der Früchte und Gemüse auf die schnellste Art und Weise aufzunehmen, ohne die Verdauungsorgane mit der Arbeit zu belasten, die beim Essen der ganzen Frucht nötig wäre.

In der ganzen Welt werden auf dem Gebiet der Säftetherapie phänomenale Erfolge erzielt, um dem Körper bei fast allen Beschwerden und Krankheiten zu helfen. Viele von uns sind aber immer noch nicht über den Nährwert und die Heilkraft frischer Frucht- und Gemüsesäfte informiert. Das finde ich sehr betrüblich, zumal frische Säfte schon seit der Wende zum 20. Jahrhundert bewiesen haben, was in ihnen steckt. Dr. Norman Walker, der noch im Alter von über hundert Jahren in seiner New Yorker Klinik tätig war, hat seine Patienten mit den verschiedensten Säften geheilt.

Säfte versorgen uns mit einer geballten Ladung an Vitaminen, Mineralstoffen und vor allem Enzymen – vorausgesetzt, sie sind richtig zubereitet worden. Die meisten verwendeten Entsafter arbeiten mit Zentrifugalkraft, allerdings werden durch die hohen Geschwindigkeiten ein Teil der Enzyme und auch Vitamine zerstört.

Die optimale Methode ist das Entsaften mit einem Gerät, das hydraulisch preßt. Besonders gut geeignet ist ein Champion-Entsafter, mit dem Sie auch Eiscreme herstellen können. Die Früchte werden bei dieser Methode erst zerrieben und dann hydraulisch ausgepreßt. Neben dem Erhalt der Inhaltsstoffe hat das den Vorteil, daß man nur sehr wenig Abfall hat, weil die Früchte ausgepreßt werden, bis der entstehende Abfall fast pulvertrocken ist.

In Deutschland wird der Champion-Entsafter von der Firma Bionika in Ritterhude vertrieben. Leider ist er nicht ganz billig, aber dafür auch eine Investition für und in das Leben!

Beim Herstellen von Säften sind unserer Phantasie keine Grenzen gesetzt, denn hier kann kombiniert und gemixt werden, was das Zeug hält. Apfelsaft alleine ist Ihnen zu langweilig? Kein Problem, Möhren und ein Stengel Petersilie zaubern zum Beispiel ein exotisches Flair. Bei uns zu Hause sind diese Säfte im Sommer »on the rocks« sehr beliebt. Allerdings sollten Sie niemals auf Vorrat pressen, sondern immer nur so viel, wie auf einmal verzehrt wird, sonst gehen Frische und Inhaltsstoffe verloren.

Apfelessig: Der kraftvolle Sauer-Stoff

Wenn Sie auf Dauer etwas für Ihr Wohlbefinden und Ihre Schönheit tun wollen, sollte ein erfrischendes Glas Wasser mit Apfelessig auf Ihrem täglichen Getränkeplan nicht fehlen. Dieses köstliche Getränk ist angesagt, wenn

- Sie schneller erschöpft sind als früher,
- mehr Haare im Kamm bleiben als üblich,
- Ihre Augen und das Gehör immer schlechter werden,
- Sie Verdauungsprobleme haben,
- beim Laufen und Treppensteigen die Gelenke schmerzen,
- Sie feststellen, daß Ihr Gedächtnis nachläßt,
- Sie oft verstimmt oder sogar depressiv sind,
- Sie in letzter Zeit stärker gealtert sind, als es Ihrem Alter angemessen wäre.

Essig ist älter als die Bibel und wird seit jeher als Allheilmittel geschätzt. Von allen Essigsorten ist der Apfelessig am besten geeignet, da er alle Stoffe dieser tollen Frucht enthält: Natrium, Kalzium, Magnesium, Phosphor, Chlor, Schwefel, Kupfer, Eisen, Silizium, Fluor, Kalium und Bor, ferner noch die Antioxidantien Vitamin A, B, C, E und Beta-Karotin.

Der Hauptnutzen, den man aus dem regelmäßigen Genuß von Apfelessig zieht, ist eine Gesundung des Darmes. Essigsäure ist in der Lage, krankmachende Bazillen und Fäulnisbakterien wirksam und schnell abzutöten. Gerade im Darm machen sich diese Übeltäter gerne breit, und man spricht dann von einer Dysbakterie, einer Störung der Darmflora. Das kommt häufiger vor, als man meinen sollte. Schätzungen zufolge leidet fast die Hälfte aller Deutschen darunter, auch wenn wir uns dieser Tatsache kaum bewußt sind. Eine chronische Verdauungsschwäche (Enteropathie) verläuft im Anfangsstadium relativ symptomarm. Die Darmzotten nehmen die Nahrungsbestandteile schlechter auf, und es entstehen vereinzelt Entzündungsherde in der Darmschleimhaut. Wer denkt schon an etwas Ernstes, wenn die Symptome sich verschlimmern und sich Völlegefühl, Sodbrennen, Blähungen, Verstopfung oder Durchfall einstellen. Wer ahnt schon, daß Kopfschmerzen, depressive Verstimmungen, Übellaunigkeit, Allergien, rheumatische Beschwerden oder Kreislaufprobleme auf einen kranken Darm zurückzuführen sind! Dabei läßt sich die Ursache schnell finden: Eine Selbstvergiftung aus dem Darm heraus ist entstanden. Wenn dann noch Ernährungsfehler hinzukommen, können sich hartnäckige Ablagerungen zwischen den Darmzotten bilden – welch wunderbarer Tummelplatz für Gifte wie Indol, Phenaol, Formaldehyd oder auch Fuselalkohole. Wenn diese Stoffe in den Blutkreislauf oder das Lymphsystem gelangen, wird unser Organismus regelrecht vergiftet.

Hier setzt nun die umwerfende Wirkung des Apfelessigs an: Die Essigsäure bekämpft die Fäulnisbakterien im Darm und unterbindet so die unerwünschten und ungesunden Gärungsprozesse. Die Giftproduktion im Verdauungstrakt reduziert sich, was unseren Körper wohltuend entlastet. Hinzu kommt noch die Wirkung des Pektins im Apfelessig, das für einen schnelleren Abtransport der Giftstoffe sorgt und außerdem entzündlichen Prozessen an den Darmwänden vorbeugt. Last not least hilft Apfelessig bei der Verstoffwechselung von Eiweiß, Fetten und Kohlehydraten.

Wie sieht eine Apfelessigkur aus? Am besten trinken Sie morgens auf nüchternen Magen ein Glas Wasser mit zwei Eßlöffeln Apfelessig, nach Belieben können Sie mit Honig süßen.

Wenn Sie einen empfindlichen Magen haben, reduzieren Sie die Menge an Essig, robustere Naturen schätzen ein Verhältnis Wasser zu Apfelessig von eins zu eins. Ihre persönliche Wohlfühldosis finden Sie sicherlich schnell heraus.

Vor dem Mittag- und Abendessen sollten Sie ebenfalls ein Glas dieses köstlichen Trunks zu sich nehmen, wenn Sie möchten, auch öfter.

Bei der Wahl des Essigs entscheiden Sie sich am besten für die naturtrüben Sorten, denn sie tragen alle Nährstoffe des Apfels in sich und sind weitgehend unbehandelt.

Zusammenfassend kann man sagen: Kleiner Aufwand, riesengroße Wirkung. Eine Kur mit Apfelessig sollte sich über mindestens acht Wochen erstrecken. Besser ist es, Sie machen das Trinken von Apfelessig zur lebenslangen, gesunden Gewohnheit!

8 Die Haut – kurzfristige und ewigwährende Maßnahmen

»Gesichter sind die Lesebücher des Lebens.«
Federico Fellini

Schöne Haut – junge Haut?

Auf den Hochglanzcovern scheinen alle Models mit einer schönen Haut gesegnet zu sein. Im wirklichen Leben haben sie durch die dicken Make-up- und Puderschichten jedoch oftmals Ärger mit Ekzemen und Hautunreinheiten. Hinzu kommt die viele Hin- und Herfliegerei zwischen New York, London und Mailand und der gefürchtete Jet-lag. Daher achten die Agenturen peinlichst darauf, daß die Models alles tun, um ihre Haut in einem guten Zustand zu erhalten. Um wieviel besser geht es uns, da wir unser größtes Organ nicht tagtäglich zukleistern müssen, sondern uns voll und ganz auf dessen Pflege konzentrieren können. Als ich damals der Modelbranche den Rücken kehrte, blühte meine Haut sichtlich auf. Besonders die Kombination von Puder und den heißen Scheinwerfern hatten ihr immer sehr zu schaffen gemacht. Es ist erstaunlich, wie schnell sich unsere Körperhülle bei richtiger Pflege wieder erholen kann.

Immer wieder fällt mir auf, wie sehr Pflege und Aussehen gerade bei unserer Haut Hand in Hand gehen. Liebeskummer, Streß, Krankheit oder schlechte Eßgewohnheiten: all das ist am Gesicht abzulesen – leider auch unser Alter. Dabei sind wir heutzutage gut dran, weil uns wundervolle Produkte aus den Labors der Kosmetikkonzerne zur Verfügung stehen, von denen unsere Großmütter früher nur träumen konnten.

Trotzdem bemerken wir Veränderungen an unserer

Haut. Sie stellen sich oftmals scheinbar über Nacht ein. Mein Freund Brian berichtete mir kürzlich, daß Hautforscher momentan einem bestimmten »Alterungsrhythmus« der Haut auf der Spur seien, der in bestimmten Jahresabständen jeden von uns trifft. Neue Pflegetherapien und Produkte sollen hier Abhilfe schaffen. Lassen wir uns also überraschen!

Ungefähr ab dem vierzigsten Lebensjahr erneuert sich unsere Haut nur noch mit halber Geschwindigkeit. Die Zellen verhornen stärker und werden nicht mehr so schnell abgestoßen, und es bildet sich ein unschöner Grauschleier, der uns ungesund aussehen läßt. Außerdem werden die einzelnen Hornzellen größer, und die Haut erscheint schuppiger. Die freien Radikale verdoppeln sich etwa alle zehn Jahre und attackieren unser Bindegewebe. Hinzu kommen häufig Fettdefizite der Haut und Spannkraftverluste. Das elastische Fasernetz des Bindegewebes – Kollagen und Elastin – kann nicht mehr soviel Feuchtigkeit aufnehmen wie in jüngeren Jahren. Dadurch verändert es seine Struktur, trocknet aus, wird dünner und verhärtet sich. Die Hauterneuerung gerät aus dem Takt.

Wir sehen, daß wir unsere Haut mit zunehmendem Alter mehr umsorgen und pflegen müssen. Dabei helfen uns eine ganze Reihe von neuartigen Produkten. Immer mehr Frauen sehen heute etliche Jahre jünger aus, als sie in Wirklichkeit sind – und das ohne Lifting. Gute Gene mögen da sicherlich geholfen haben, aber bestimmt auch eine gesunde Lebensweise und die richtige Pflege. Wie schnell die Haut altert, ist bis zu einem gewissen Grad beeinflußbar, liegt also zu einem großen Teil in unserer Hand.

Leider kommt energiearme Haut immer häufiger auch schon bei jüngeren Frauen vor. Schuld daran sind vor allem Umweltbelastungen, denn Rauch, Smog und Abgase führen dazu, daß sich Schwermetalle in der Haut ablagern und die

Sauerstoffaufnahme blockieren. Mit dreißig zeigt unsere Haut bereits erste Mängel. Die Durchblutung verringert sich; die Haut wird nicht mehr optimal mit Nährstoffen versorgt. Die Fähigkeit, Feuchtigkeit zu binden, läßt allmählich nach. Feine Fältchen erscheinen. Meist denkt man jetzt beim Blick in den Spiegel zum ersten Mal: Jetzt ist es soweit!

Aufhalten läßt sich dieser Prozeß nicht, so gerne ich Ihnen an dieser Stelle auch etwas anderes erzählen würde. Wir können die Hautalterung jedoch verlangsamen, und zwar massiv!

Auch hier ist wieder einmal Disziplin die Mutter aller Dinge. Wer seltener in der Sonne liegt (oder besser gar nicht!), ohne Nikotin und Alkohol auskommt, ausreichend schläft und sich ausgewogen ernährt, hat schon viel Gutes für seine Haut getan. Ein Defizit an Vitamin C und Zink kann unser Bindegewebe empfindlich schwächen und die Schönheit unserer Haut beeinträchtigen. Typisches Beispiel: Starke Raucher entwickeln an der Oberlippe viele kleine Fältchen. Die Ursache ist schnell gefunden: Bei der Entsorgung von Teer und Nikotin verbraucht der Körper jede Menge Vitamin C, das ihm an anderer Stelle fehlt, zum Beispiel in der Haut. Folge: Das Bindegewebe erschlafft. Daher der Tip von meinem Doktor-Freund Brian: Nehmen Sie genügend Vitamin C zu sich, da unser Körper Kollagen abbaut, sobald die optimale Blutkonzentration von Vitamin C auch nur geringfügig absinkt. (Die meisten Tiere können Vitamin C übrigens im Gegensatz zu uns selbst bilden.)

Sie kennen diesen Effekt sicherlich von Partys oder verrauchten Kneipen: Am nächsten Morgen haben wir eine Haut, die um Jahre gealtert zu sein scheint. Daher sollten wir noch am selben Abend vor dem Schlafengehen eine ordentliche Dosis Vitamin C zu uns nehmen. US-Biochemiker raten, kurz vor dem Zubettgehen ein Häppchen Eiweiß in Form von Hähnchen, Fisch oder Tofu mit dem Saft einer Zitrone zu essen. Wer schlecht einschlafen kann, sollte diesen Beautysnack bereits eine Stunde früher einnehmen.

Die Wirkung von Vitamin C zeigt sich an einem interessanten Experiment. Forscher in Kalifornien haben männlichen und weiblichen Studenten verschiedene Gewebeproben entnommen und diese in eine Nährlösung, die mit Vitamin C angereichert war, eingelegt. Es stellte sich heraus, daß die Bindegewebszellen ihre Kollagenproduktion um das Achtfache erhöhten. Da für die Bildung von Elastinfasern Kollagen und Vitamin C benötigt wird, ist Vitamin C für eine straffe Haut unerläßlich. Ein in Hollywood sehr beliebter Ernährungsberater vertraute mir schon vor vielen Jahren an, daß man in den Handtaschen der Leinwandgöttinnen neben einem Lippenstift auch immer Vitamin-C-Pillen finden könne.

Ferner hilft der Genuß von frischer Ananas oder Papaya, Falten, Runzeln und Krähenfüße zu glätten. Die darin enthaltenen Enzyme lösen Eiweißkrusten, die sich unter der Haut abgelagert haben. Um den optimalen Effekt zu erzielen, sollten Sie jeweils vormittags und nachmittags 200 Gramm dieser köstlichen Südfrüchte essen. Welch leckere Kur für unsere Haut!

Die magischen Inhaltsstoffe

Nach den neuen Kosmetikrichtlinien müssen jetzt alle Hersteller die Zusammensetzung ihrer Produkte angeben – also endlich Schluß mit der »Geheimnis-Cremerei«. Damit Sie sich im Dschungel des kosmetischen Fachchinesisch besser zurechtfinden, folgt eine kleine Auswahl der neuen »Wundermittel«:

Hyaluronsäure war früher sündhaft teuer, da sie aus Hahnenkämmen extrahiert wurde. Mit Hilfe der Biotechnologie wird sie mittlerweile im Labor hergestellt. Pro Gramm kann sie bis zu sechs Litern Wasser binden und läßt unsere Haut deshalb wundervoll prall aussehen.

Ebenfalls ein natürlicher Feuchtigkeitsbinder in der Haut ist **Urea,** auch Harnstoff oder Carbamid genannt. Menschen mit Neurodermitis mangelt es häufig daran, die Haut wird trocken, spröde und rissig. Produkte mit diesem Inhaltsstoff sollen bei regelmäßiger Anwendung den Hautzustand in wenigen Tagen verbessern.

Ein verblüffendes Naturschauspiel brachte die Wissenschaftler auf eine Idee. Die Jericho-Rose dörrt bei Wassermangel völlig aus, die Wüstenpflanze wirkt dann wie abgestorben. Sobald sie aber mit Wasser in Berührung kommt, öffnet sie ihre Blätter. Diese Überlebenskunst verdankt sie dem Zuckermolekül **Trehalose,** das jede Menge Wasser bindet und es bei Bedarf freisetzt. Der »Beauty-Zucker« kommt mittlerweile in Cremes für sehr feuchtigkeitsarme Haut zum Einsatz.

Mutter Natur bietet auch noch ein großes Reservoir an hautglättenden Fetten. Trauben- und Hagebuttenkerne sowie Weizensamen liefern die wertvolle **Linolsäure.** Zusammen mit den Hornschüppchen bilden sie in der obersten Hautschicht ein Schutzschild gegen Bakterien und äußere Einflüsse.

Doch auch wenn ab Juli 1999 alle Inhaltsstoffe auf der Verpackung deklariert werden müssen, so heißt das noch lange nicht, daß wir uns im Insider-Latein zurechtfinden. Abhilfe schafft jetzt eine Broschüre, die Sie kostenlos über den Industrieverband Körperpflege- und Waschmittel in Frankfurt anfordern können.

O sole mio

»Ich bin doch nur ein bißchen braun«, sagte meine Kollegin Petra, die jede Woche mindestens zweimal auf der Sonnenbank lag. Das war 1989. Heute, zehn Jahre später, sieht sie aus wie ein alter Sioux-Indianer. Ihre Haut ist ledern und dick, wirft aber andererseits Falten wie dünnes Pergamentpapier. Wenn die Haut erst einmal Schäden davongetragen hat, kann man diese nur schwerlich rückgängig machen. Wenn es etwas gibt, was die Hautalterung rapide fortschreiten läßt, dann ist es die Sonne mit ihren UV-Strahlen.

Im vergangenen Sommer war ich wieder in meinem heißgeliebten Renesse an der holländischen Küste und mußte zu meiner Verwunderung feststellen, daß es immer noch ein paar alte Sonnendinosaurier gibt, die für faltentiefe Bräune alles in Kauf nehmen. Meine Freundin Tina berichtete mir kopfschüttelnd dasselbe von den Stränden Mallorcas.

Wie die Haut aussehen kann, wenn man sie konsequent von Sonne fernhält, konnte ich an obskuren Leuten beobachten, die ich 1985 in London kennenlernte. Ich wohnte damals bei meinem Freund Horace, der von seinem Hausboot aus einen Piratensender betrieb und auch sonst viele exzentrische Ideen hatte. Er machte mich mit Amanda, Dave, Paul und Ralph bekannt. Allesamt waren sie immer in Schwarz gekleidet, schliefen tagsüber und lebten bei Nacht, wo sie spiritistische Sitzungen abhielten. Geisterbeschwörungen, Tischerükken und Gläserbefragung: Es war wirklich gespenstisch, was alles passierte. Da ich ein gutes Medium bin, interessierten sie sich für mich. Die Sache wurde mir aber bald zu unheimlich. Von Schwarzer Magie sollte man besser die Finger lassen.

Wir verloren uns aus den Augen, aber über zehn Jahre später traf ich diese Geistertruppe wieder. Es überraschte mich, wie glatt ihre Gesichter noch immer waren. Zwar sahen alle sehr blaß und ungesund aus – ein paar Spaziergänge im Hyde Park hätten ihnen sicherlich nicht geschadet –, aber von solch glatten Teints können viele nur träumen.

Sie sehen, wie schädlich die Sonnenstrahlung für unsere

Haut ist – und wie gut es ist, wenn man ihr konsequent aus dem Weg geht. Das bestätigt meine Theorie, daß man zu jeder Jahreszeit einen Sonnenschutz auftragen sollte. Diese Meinung vertrat übrigens ein guter Freund und Hautarzt von mir, den wir an dieser Stelle einfach Doktor O. nennen wollen, bereits in den sechziger Jahren. In New York sagte man damals nicht umsonst: »Wenn in dieser Stadt jemand eine schöne Haut hat, so geht er bestimmt zu Doktor O.!« Die Hautalterung, die durch normales Tageslicht verursacht wird, nennen Dermatologen »Photoaging«.

Zu diesem Thema habe ich eine nette Geschichte entdeckt: »Die Frau am Fenster«. In Frankreich arbeitete eine Schneiderin fünfzehn Jahren lang mit der linken Gesichtshälfte dem Fenster zugewandt. Während diese Seite ihres Gesichtes offensichtlich Falten aufwies, war die rechte Seite auffallend glatter und erschien um Jahre jünger. Besser läßt sich nicht demonstrieren, wie effektvoll ein permanenter Lichtschutz für unsere Haut ist!

Eine Frage, die mir im Zusammenhang mit Sonnenschutzmitteln häufig gestellt wird: Worin besteht der Unterschied zwischen LSF und SPF? Ganz einfach, der SPF (= sun protecting factor) ist die amerikanische Maßeinheit für das, was bei uns LSF (= Lichtschutzfaktor) genannt wird. LSF und SPF stehen im Verhältnis 1:2. Das bedeutet, daß ein LSF von 5 einem SPF von 10 entspricht. Je höher der Schutzfaktor, desto besser die Schutzwirkung.

Doch die Forscher in den großen Kosmetikkonzernen denken bereits weiter. Bislang konzentrierte man sich lediglich auf die Frage, wie die Hautoberfläche vor UV-Strahlung geschützt werden kann. Dafür sind viele neuartige Substanzen entwickelt worden, die sowohl UVA als auch UVB absorbieren beziehungsweise zerstreuen. In Zukunft wird man völlig neue Wege beschreiten und sich verstärkt dem UV-Schutz der tieferen Hautschichten zuwenden. Es wird momentan an Stoffen geforscht, die Hautentzündungen, der Hautalterung und der Störung der Immunfunktionen vorbeugen sollen.

Mittlerweile werden Lichtschutzfaktoren bereits in vielen Tagescremes und Make-ups eingesetzt. Meine wirklich von Herzen kommenden Bitten an Sie und Ihre Haut:

- Gehen Sie niemals ohne Sonnenschutz aus dem Haus!
- Erhöhen Sie den Schutzfaktor im Sommer drastisch, ein Sunblock ist immer noch die beste Wahl!
- Wenn Sie es nicht gänzlich ohne Sonne aushalten, sollten Sie sie jedoch wenigstens zwischen 10 und 15 Uhr meiden!
- Tragen Sie das Sonnenschutzmittel bereits dreißig Minuten vor dem Aufenthalt im Freien auf, damit es seine Wirkung entfalten kann!
- Eine gute Versorgung mit Vitamin A, Beta-Carotin und Pantothensäure unterstützt die Haut bei der Bildung eines natürlichen Sonnenschutzes!
- Der drastischste, aber nach wie vor beste Tip zum Thema Sonne: Verzichten Sie ganz auf Sonnenbäder. Das Schönheitsideal der faltentiefen Bräune sollte endlich der Vergangenheit angehören!

Übrigens, auch die Wintersonne ist mit Vorsicht zu genießen! Unter neun Grad Celsius stellt die Haut nämlich ihre Talgproduktion ein. Da außerdem die Melanozyten, die Pigmentzellen der Haut, Winterschlaf halten, kann es schnell zu einem Sonnenbrand kommen. Es empfiehlt sich deshalb, eine Creme mit kombiniertem Kälte- und Sonnenschutz aufzutragen.

Heiamachen für schöne Haut

In einem meiner Lieblingsfilme – »The hunger« (in Deutschland lief er unter dem Titel »Begierde«) – dreht sich alles um das Thema Schlaf und ewige Jugend. Catherine Deneuve spielt dort einen weiblichen Vampir, der seit der Zeit der alten Pharaonen nicht nur Menschenblut genießt, sondern auch durch ein geregeltes Schlafpensum ewig jung und schön bleibt. Das Buch »Schlaf und Langlebigkeit« einer Wissenschaftlerin, die von Susan Sarandon dargestellt wird, spielt im Film ebenfalls eine wichtige Rolle.

Wie wichtig ein erholsamer Schlaf für unseren Teint ist, weiß jeder von uns, der einmal die Nacht durchgemacht hat. Am nächsten Morgen sieht man verheerend aus und braucht eine doppelte Portion »Kleister« im Gesicht, um einigermaßen lebendig zu wirken.

Warum ist Schlaf für unsere Haut so wichtig? Während wir in süßen Träumen schwelgen, regeneriert sich unsere Haut. Vor allem in den ersten dreieinhalb Stunden der Nachtruhe arbeiten die Reparaturzellen der Haut auf Hochtouren. Die alte Weisheit »Der Schlaf vor Mitternacht ist der beste« kommt hier wieder zu Ehren.

Schlangen haben es gut, denn sie streifen in regelmäßigen Abständen ihre gesamte Haut ab und sind somit »rundumerneuert«. Wir hingegen verlieren ständig Hautschüppchen, ungefähr zehn Gramm täglich. Deshalb bleibt unsere Haut schön glatt. Vorausgesetzt, wir gönnen ihr die nötige Nachtruhe, weil dann die Zellteilung angekurbelt wird, was auch durch einen kräftigen Schub an Wachstumshormonen, die der Körper hauptsächlich über Nacht produziert, ausgelöst wird.

Bodybuilding fürs Gesicht

Daß Brad Pitt seinen superstrammen Waschbrettbauch einem intensiven Muskeltraining verdankt, dürfte allgemein bekannt sein. Leider vergessen wir häufig, daß auch unser Gesicht durch Muskeln gestützt wird, die es zu trainieren gilt. Meine New Yorker Freundin Daisy, die ich anläßlich eines Defilees in Paris kennenlernte, schwört seit Jahren auf Gesichtsgymnastik. Sie hat mir einige effektive Übungen verraten, die unsere Gesichtskonturen festigen. Diese Übungen unterscheiden sich von vielen herkömmlichen, weil die Haut dabei nicht gezerrt oder in Falten gelegt wird. Was nutzen die strammsten Gesichtsmuskel, wenn wir dadurch Falten in die Hautoberfläche pressen? Deshalb hält man bei allen Übungen die Haut sanft mit den Fingern fest, so daß die Muskeln trainiert werden, die Hautoberfläche aber quasi unbeteiligt bleibt. Der bekannte New Yorker Gesichtschirurg Dr. Gerald Imber warnt sogar ausdrücklich vor radikalen Gesichtsübungen, die erst recht Falten im Gesicht entstehen lassen.

Der Löwe

Diese Übung ist der Star und bildet die Basis aller Übungen. Sie bewirkt eine unglaubliche Straffung des Gesichts. Legen Sie Zeige-, Mittel- und Ringfinger auf die Stirn, und halten Sie die Haut fest, indem Sie einen sanften Gegendruck ausüben. Nun strecken Sie Ihrem Spiegelbild die Zunge heraus (soweit es geht) und reißen ganz dramatisch die Augen dabei auf. Halten Sie diese Position zwanzig Sekunden lang.

Anfangs ist das nicht einfach und sieht auch etwas merkwürdig aus. Achten Sie darauf, daß Sie alleine sind, wenn Sie den »Löwen« machen.

Übung gegen Stirnfalten

Legen Sie Zeige-, Mittel- und Ringfinger fest auf die Stirn, der Ringfinger liegt auf den Augenbrauen. Nun versuchen Sie, die Stirn in Falten zu legen.

Halten Sie diese Position sechs Sekunden lang, dann lockerlassen und die Stirn ausstreichen. Dreimal wiederholen.

Anti-Nasolabialfalten-Übung

Gerade um den Mund herum bilden sich zuerst unschöne Fältchen. Hier eine schnellwirkende Abhilfe:

Legen Sie die oben erwähnten drei Finger links und rechts neben den Mund und pressen Sie die Lippen so zusammen, als ob Sie den Buchstaben M aussprechen wollten. Nun bewegen Sie die Mundwinkel in Richtung Ohrläppchen.

Halten Sie diese Position zehn Sekunden lang. Dann lockerlassen und die Haut ausstreichen. Fünfmal wiederholen.

Gegen Doppelkinn

Ein Doppelkinn ist nicht immer Folge von zuviel Fett, sondern deutet häufig darauf hin, daß die Muskeln in diesem Bereich mangelhaft trainiert sind. Doch läßt sich schnell Abhilfe schaffen. Gehen Sie dafür wie folgt vor:

Legen Sie die Zunge gegen den Gaumen, als ob Sie den Buchstaben L aussprechen wollten. Pressen Sie die Zunge sechs Sekunden fest nach oben, dann lockerlassen. Sie merken, wie die Muskulatur im Kinnbereich angespannt und trainiert wird. Mehrmals am Tag gemacht, können Sie Ihr Doppelkinn bald vergessen.

Alle Übungen bauen aufeinander auf und sollten hintereinander absolviert werden, vier Durchgänge sind empfehlenswert. Sie bewirken innerhalb von zwei Monaten eine komplette Straffung der Haut, Falten werden gemildert, und Ihre Gesichtszüge entspannen sich. Man muß es probiert haben, um es zu glauben. Ich versichere Ihnen schon jetzt, daß Sie auf diese tägliche Routine nicht mehr verzichten möchten!

Die Todsünden

Scharfe Gewürze

Als ich meinen ersten Vertrag als Model unterschrieb, akzeptierte ich damit gleichzeitig einige Klauseln, die mir damals recht merkwürdig vorkamen: keine durchgemachten Nächte, keine Gewichtszu- oder -abnahme und vor allem keine scharf gewürzten Speisen. Heute weiß ich, warum. Curry, Chili & Co. üben keinen guten Einfluß auf unseren Teint aus. Ein Chili con Carne zum Beispiel erhitzt die Haut. Das kann auf Dauer zu geplatzten Äderchen führen, außerdem erweitert übermäßiges Schwitzen die Poren. Achten Sie einmal auf ältere Frauen aus Ländern, in denen scharf gegessen wird. Vergleichen Sie sie mit gleichaltrigen Frauen, die eher mild gewürzte Speisen zu sich nehmen. Der Unterschied wird Ihnen sofort auffallen. Daher also: Hände weg von scharfem Essen. Scharfe Männer sind hingegen eine wahre Kur für unsere Haut.

Geschminkt schlafen gehen

Das ist der Fauxpas schlechthin, und man kann es nicht oft genug sagen: Selbst wenn der aufregendste Mann unter Gottes Sonne im Schlafzimmer sehnsuchtsvoll auf uns wartet, sollten wir nie vergessen, uns vorher gründlich abzuschminken!

Während der Nachtruhe regenerieren sich unsere Hautzellen, schuppen ab und werden durch neue ersetzt. Wenn auf unserer Haut aber noch der Schmutz des Tages und Make-up-Reste liegen, bringt auch der beste Schlaf nicht viel.

Rubbeln, zerren, ziehen

Wenn ich sehe, wie manche Frauen ihr Gesicht malträtieren, wird mir ganz anders. Sie zerren wie wild an ihrer Haut, um die Creme einzumassieren. Unsere Hautschichten sind miteinander verwoben. Ziehen wir allzu fest daran und überdehnen die Gesichtsmuskeln, so bügeln wir die Falten regelrecht ein. Also, wer seine Haut liebt, behandelt und pflegt sie sanft!

Die falsche Schlafunterlage

Falls Sie – so wie auch ich – die Angewohnheit haben, Ihr Gesicht nachts ins Kissen zu wühlen, drücken Sie sich Falten in die Haut. Hier existieren zwei Möglichkeiten der Abhilfe: Entweder wählen Sie ein Kissen, das hart ist und nicht nachgibt, so daß es Ihrer Haut nicht schaden kann, oder Sie machen es konsequent wie meine Freundin Ilona, die seit vielen Jahren ohne Kissen schläft und tatsächlich eine umwerfend glatte Haut hat. Wie sagt sie doch immer so schön: »Statt mich in ein zerwühltes Kissen zu drücken, kuschle ich mich lieber an meinen Traumprinzen und träume süß.«

Die falsche Pflege

Eine Creme, die bei unserer besten Freundin wahre Wunder vollbringt, kann bei uns völlig wirkungslos sein – oder sogar Allergien hervorrufen. *Die* Creme schlechthin gibt es leider nicht. Eine gute Beratung, abgestimmt auf den Hauttyp, ist daher das A und O, bevor wir unnötig Geld für eine Wundercreme ausgeben, die bei uns Rötungen und Allergien auslöst.

Große Gewichtsschwankungen

Meine Freundin Ilona mußte erfahren, wie sehr die Haut unter großen Gewichtsschwankungen leidet. Sie war frisch in einen Koch namens Bob verliebt, der sie verwöhnte und bekochte, was das Zeug hielt. Innerhalb von drei glücklichen Monaten hatte sie zehn Kilo zugenommen. Doch, wie Kerle nun einmal sind, brannte Bob mit einer jüngeren Rothaarigen durch – und Ilona nahm nicht nur die zehn angefutterten Kilo wieder ab, sondern noch fünf weitere. Sie sah einfach zum Fürchten aus – bis Carsten auftauchte, angeblich der Mann ihres Lebens. Ilona legte daraufhin wieder einiges an Gewicht zu, was ihr fabelhaft stand. Bis auch Carsten verschwand – und mit ihm einige von Ilonas Kilos.

Ihr Herz hatte beide Jungs bald wieder vergessen, ihre Haut aber leider nicht. Sie sah irgendwie »ausgeleiert« aus, besonders an den Wangen und Oberschenkeln. »Dein nächster Mann des Lebens sollte wirklich der Richtige sein«, riet ich ihr, »ansonsten kannst du deine Haut bald vergessen!«

Deshalb vermeiden Sie bitte Gewichtsschwankungen von mehr als fünf Kilo innerhalb eines Monats!

Schönheitsprobleme ganzheitlich behandelt

Couperose

Da ich eine dünne und helle Haut habe, kenne ich das Problem der geplatzten Äderchen nur zu gut. Wenn Sie auch darunter leiden, sollten Sie alles vermeiden, was den Zustand verschlimmern kann: Sauna, zu heiße Bäder und Duschen, Sonnenbaden, scharfe Gewürze, Aufregung und übermäßige sportliche Aktivitäten. Finger weg von Rubbelpeelings! Die Durchblutung wird so stark angeregt, daß die feinen Äderchen darauf empfindlich reagieren. Chemische Peelings, die auf Enzymbasis arbeiten, sind die bessere Lösung.

Vor dem eigentlichen Make-up sollten Sie die roten Stellen mit der Komplementärfarbe Grün abdecken, so erscheint Ihr Teint ebenmäßiger.

Als Unterstützung empfehle ich, eine Kur mit einem Rutinpräparat durchzuführen. Sie kennen dieses Vitamin ja bereits. Rutin stärkt die feinen Blutgefäße, bereits ins Gewebe eingedrungene rote Blutkörperchen werden abgebaut. Dieser Vorgang läßt sich mit einem Enzympräparat noch unterstützen. Nehmen Sie Rutin immer zu den Mahlzeiten ein, da das die Resorption verbessert. Vitamin C steigert den Effekt noch zusätzlich, da sich die beiden Substanzen in ihrer Wirkung gegenseitig verstärken.

Natürlich kann man geplatzte Äderchen auch veröden lassen. Es gibt drei Möglichkeiten:

1. Reizstrom: Eine feine Nadel wird in die entsprechenden Stellen eingeführt, durch Strom werden die Äderchen verdampft. Die Haut bildet Schorf, der nach zwei bis drei Wochen abfällt. Die Äderchen sind dann nicht mehr zu sehen. Eigentlich möchte ich Ihnen nicht wirklich zu dieser Methode raten, da ich Fälle kenne, bei denen die Einstichstellen der Stromnadel auch nach Monaten noch in Form von weißen Punkten zu sehen waren.
2. Laser: Wenn Sie an einen Fachmann geraten, kann das Ergebnis überzeugend ausfallen. Allerdings muß beim Lasern supergenau gearbeitet werden, da es sonst böse Über-

raschungen geben kann. Schließlich darf man nicht vergessen, daß hierbei die Haut quasi verbrannt wird.

3. Spritze: Besenreiser lassen sich mit einer Spritze veröden. Die betroffene Stelle muß anschließend einige Tage fest bandagiert werden. Die Äderchen sind nicht mehr zu sehen; an der Einstichstelle können jedoch bräunliche Verfärbungen auftreten, die übergroßen Sommersprossen ähneln.

Sie merken, daß ich kein großer Fan mechanischer Entfernungsmethoden von geplatzten Äderchen bin. Sie erscheinen mir einfach noch nicht ausgereift genug zu sein. Eine Vorbeugung mit den anfangs genannten Therapien halte ich daher für sinnvoller.

Altersflecken

Hierbei handelt es sich um Stoffwechselrückstände, die auf Aktivitäten von freien Radikalen zurückzuführen sind. Eine enzymreiche Kost, ein guter Sonnenschutz und die Antioxidantien A, C und E beugen Altersflecken vor. Wenn Sie bereits Altersflecken haben, gibt es einige neue Mittel auf dem Kosmetikmarkt, die Abhilfe schaffen können. Sie sorgen für eine gleichmäßig schöne Haut, indem sie die dunklen Stellen schonend bleichen und gleichzeitig die Neubildung von Melanin unterdrücken.

Augenringe

Oh, wie ich sie hasse. Da meine Haut sehr dünn und fein ist, hatte ich bereits als Kind mit Augenringen zu kämpfen. »Ihre Ela ist bestimmt krank«, sagte der Kindergartenarzt zu meiner

Mutter. Alles Quatsch, meistens handelt es sich bei Augenringen lediglich um durchschimmernde Blutgefäße.

Augenringe verschlimmern sich jedoch durch zuwenig Schlaf, Mangel an Sauerstoff oder Eisen. Bei Frauen, die die Spirale zur Empfängnisverhütung tragen, kann sich die Neigung zu Augenringen verstärken. Die D-D-P-Kur hilft übrigens auch bei Augenringen.

Unebene und fleckige Haut

Dieses Übel hat sich besonders weit verbreitet, seit es die Antibabypille gibt. Durch Schwankungen im Hormonhaushalt bilden sich Pigmentstörungen, die vor allem im Gesicht und am Hals auftreten. Auch übermäßiger Kaffeegenuß und eine gestörte Darmflora können als Ursache in Frage kommen. Bei letztgenanntem bringt eine Symbioselenkung schnelle Abhilfe. Dabei fügt man dem Darm durch Tabletten jene Bakterien zu, die ihm fehlen. Nach einem Monat haben sich diese »guten« Bakterien im Darm angesiedelt und verhelfen uns von innen heraus zu einer schönen und gleichmäßigen Haut.

Brüchige, dünne Wimpern

Hierfür kann Eisenmangel verantwortlich sein. Wenn Sie unter diesem Problem leiden, sollten Sie L-Cystein und Gelatine einnehmen. Beides ist in »Gelacet« enthalten. Das ist ein Pulver, das Sie in der Apotheke bekommen. Sie können es in Wasser oder Joghurt einrühren. Eine Kur sollte mehrere Wochen dauern, bis sich der Erfolg einstellt. Wichtig ist, die Wimpern beim Eincremen des Gesichts nicht zu vergessen!

Absonderungen aus den Augen

Wenn dieses Problem von Entzündungen der Augen herrührt, gehört es auf jeden Fall in ärztliche Behandlung. Sind Entzündungen nicht für die Absonderungen verantwortlich, sollten Sie darauf achten, abends nicht zu spät essen: die letzte Mahlzeit vor 19 Uhr!

Rote Augen

Als erstes sollten Sie die Beleuchtung Ihrer Wohnung und Ihres Arbeitsplatzes unter die Lupe nehmen. Hartes Neonlicht ist auf Dauer reines Gift für die Augen.

Auch ein Vitamin-A-Mangel löst häufig Augenrötungen aus. Vitamin-A-Präparate bringen schnelle Abhilfe.

Lassen Sie sich auch auf eine eventuelle Allergie testen. Hierbei geht die Rötung der Augen häufig mit einem Jucken einher.

Auch eine Kur mit einem Rutin-Präparat wirkt wahre Wunder. Rutin regt die Heilung der kleinen geplatzten Äderchen im Augeninneren an. Das Augenweiß erhält so ein neues Strahlen!

Geschwollene Augen

Als erstes sollten Sie beim Arzt eine Untersuchung von Nieren, Herz und Schilddrüse durchführen lassen. Besonders die Nieren sind für eine glatte Augenpartie verantwortlich.

Wenn keine dieser Ursachen vorliegt, sollten Sie Ihren Salzkonsum reduzieren, da Salz Wasser im Gewebe bindet. Nehmen Sie Vitamin B_6 ein, da es Wasser aus dem Gewebe schwemmt.

Schlafen Sie nicht zu flach. Ist das Kissen zu flach, kann die Lymphflüssigkeit über Nacht nicht abfließen und staut sich besonders in der Augenpartie. Benutzen Sie eventuell ein zweites Kissen.

Schuppen

Wenn Sie unter diesem Problem leiden, sollten Sie Zink sowie die Vitamine E und A einnehmen. Sie verhindern die Oxidation der Kopfhautlipide. In Kombination mit dem richtigen Shampoo ist das Problem bald vergessen!

Die französische Anti-Falten-Kur

Zum Abschluß unserer Betrachtungen über die Haut möchte ich Ihnen eine Nahrungsergänzung vorstellen, die unserer Haut glattweg zehn Jahre zurückgibt.

Kaum jemand hat die Zusammenhänge der Zellreproduktion, die für die Haut so unglaublich wichtig sind, so gründlich erforscht wie der Ernährungswissenschaftler Dr. Benjamin S. Frank. Er fand heraus, daß alternde Zellen sich wieder verjüngen lassen, indem man ihnen Nukleinsäuren zuführt. Vor allem die Nukleinsäure DNS erteilt den Befehl zum Neuaufbau der Zellen. Steht jedoch keine DNS zur Verfügung, so endet der Neuaufbau – und somit das Leben.

Dr. Frank faßt die Wirkung der Nukleinsäuren wie folgt zusammen: »Wenn man seinen Körper gut mit Nukleinsäuren versorgt, kann man sechs bis zwölf Jahre jünger aussehen.« Die Ergebnisse, die Dr. Frank mit seiner Behandlung erzielt, sind wirklich erstaunlich. Ich habe einige seiner Patienten gesehen! Bereits nach zwei Monaten verfügten die

Versuchspersonen über mehr Energie und hatten wesentlich weniger Falten. Außerdem war ihre Haut gleichzeitig rosiger und gesünder.

Nukleinsäuren befinden sich zwar in der Nahrung (vor allem in Hafer, Spinat und Pilzen), jedoch ist die Aufnahme von ausreichenden Mengen besonders im Alter nicht mehr gewährleistet. Hier kommt uns ein Präparat der französischen Firma Saint Ambroise zur Hilfe: ÉLANVITAL. Man nimmt davon täglich dreimal zwei Kapseln zu den Mahlzeiten ein. Die schnellste Bestellmöglichkeit ist über die Supplementa Holland B.V. in Holland.

9 Chirurgische Nachhilfestunden

»Was ist der Unterschied zwischen Joghurt und Los Angeles? – Ganz einfach: Joghurt besteht aus lebenden Kulturen.«
Sean Penn, Schauspieler

Eine neue Jugend

Als meine Freundin Ilona von einem Los-Angeles-Trip zurückkam, war sie schockiert: »Stell dir vor, Ela, nur geliftete und operierte Gesichter. Ob es wohl an dem ewigen Smog in L. A. liegt, daß alle dort irre sind?« Zu allem Überfluß hatte sie auch noch eine Schauspielerin im Supermarkt getroffen, deren Namen wir hier nicht nennen wollen. Laut Ilona sah sie völlig ungeschminkt schlichtweg zum Fürchten aus.

Ein bekannter Visagist hatte mir schon vor Jahren gesagt: »Wenn man die Hollywood-Riege ungeschminkt zu Gesicht bekommen würde, meint man, sie seien alle Opfer von Messerwerfern geworden!«

Sicherlich treiben es die Amerikaner mit ihrer Liebe zur plastischen Chirurgie etwas weit. Eines finde ich allerdings gut: Sie reden offen über chirurgische Eingriffe. Statt über Grundsatzfragen wird nur über die richtige Adresse – eventuell über die Preise – diskutiert. Wohingegen man bei uns in Deutschland nur hinter vorgehaltener Hand darüber spricht: So wie meine Freundin Sabine: »Erst erzählst du uns etwas über gesunde Ernährung und natürliche Lebensweise, um dann mit der chirurgischen Tour zu kommen!«

Ich finde daran aber absolut nichts Verwerfliches – sofern man die plastische Chirurgie nicht als Ersatz für eine gesunde

Lebensgestaltung ansieht. Vor allem muß man sich genauestens informieren, damit man nur an die besten Ärzte gerät.

Heute stehen die meisten Frauen auch mit über fünfzig noch im Beruf, sind voller Pläne und lernen den Traumpartner für die zweite Lebenshälfte kennen. Warum darf man dieses Lebensgefühl nicht durch das entsprechende Äußere unterstützen – zumal die chirurgischen Methoden im Laufe der Zeit so verfeinert worden sind? Früher mußten sich Lifting-Patienten wochenlang verstecken und die Narben überschminken. Die aktuelle Beauty-Medizin verspricht schonendere Verfahren und verkürzte Heilungszeiten.

Was ist machbar, wo sind die Grenzen?

Die kleinen Mogeleien

Bevor man heutzutage zu einem Voll-Lifting rät, werden meist andere Methoden, die uns optisch verjüngen, empfohlen, zum Beispiel das chemische Peeling. Hierbei wird die oberste Hautschicht abgetragen, um die Zellen zu einer rasanten Neuproduktion anzuregen. Das Ergebnis ist dann eine glattere Haut.

Als einer *der* Peeling-Pioniere gilt der amerikanische Dermatologe Zein Obagi. Er entdeckte das sogenannte Blue Peel. Mit einem weichen Schwamm wird eine Mixtur aufgetragen, die die Haut blau färbt. Grundlage der Rezeptur ist Trichloressigsäure, die tief in die Haut eindringt. Das macht diese Methode wirkungsvoll. Da sie aber bei unsachgemäßer Anwendung zu Narben führen kann, hat Dr. Obagi die Substanz verdünnt und mit blauen Farbpigmenten versetzt. So kann er sofort sehen, bis in welche Hautschichten die Säure vorgedrungen ist. Diese Therapie erfolgt ohne Narkose. Lediglich das Auftragen brennt im ersten Moment.

Wenn sich das Gesicht tiefblau verfärbt hat, wird die Säure abgewaschen. Die blaue Färbung hält etwa zwei Tage an, dann stößt die Haut alle blauen Zellen auf einmal ab. Es dauert ungefähr eine Woche, bis neue Haut nachwächst. Die Regeneration ist in ungefähr zwei Wochen abgeschlossen und der Effekt sofort sichtbar: Die Haut wirkt glatter und frischer, da sie in dieser Zeit verstärkt Kollagen produziert hat. Falten, Altersflecken und Verfärbungen sind verschwunden.

Auch bei uns in Deutschland gibt es mittlerweile viele Ärzte, die Peelings einsetzen. In einem Punkt gleichen sich alle Methoden: Die Haut muß anschließend wie ein rohes Ei behandelt werden: keine Sonne, kein scharfes Essen und nur mildeste Pflegeprodukte!

Eine relativ neuartige Behandlung gegen Falten wurde eher durch Zufall entdeckt: Anfang des 19. Jahrhunderts kostete das in verdorbenen Lebensmitteln enthaltene Bakteriengift Botulinumtoxin, kurz »Botox« genannt, viele Menschen das Leben. Hundert Jahre später setzte man es zur Behandlung von nervösem Augenzucken ein. Forscher hatten entdeckt, daß das Gift, in hundertfacher Verdünnung gespritzt, Muskelkontraktionen unterdrückt. Ein Nebeneffekt der Behandlung war: Neben dem Tic verschwanden auch die Stirnfalten. Mittlerweile hat man an dieser Methode weiter gefeilt, so daß Botox zu einer populären Wunderwaffe in der Schönheitsmedizin avancierte. Man injiziert es in die Stirn, wo es nach drei bis fünf Tagen seine volle Wirkung entfaltet. Der Stirnmuskel wird gelähmt, entspannt sich und glättet dadurch Steil- und Querfalten. Auch bei Krähenfüßen läßt sich diese Methode einsetzen, und selbst Lider lassen sich leicht anheben. So kann man den Patienten ein komplettes Augenlifting ersparen. Mittlerweile hat Botox weitere Anwendungsgebiete erobert: Rückenschmerzen und übermäßige Schweißproduktion lassen sich ebenfalls damit behandeln.

Auch die Lasertechnologie hat in den Bereich der plastischen Chirurgie Einzug gehalten. Allerdings waren die CO_2-Laser in den vergangenen Jahren umstritten. Es gab zahlreiche Horrormeldungen über Narbenbildung, Verbrennungen und Hypopigmentierung.

Nun existiert jedoch eine neue Generation: der Erbium-YAG-Laser. Er arbeitet äußerst akkurat und wird zur Glättung von delikaten Stellen wie Lippen, Hals und Dekolleté eingesetzt. Beim Einsatz des Erbium-YAG kommt es zwar zu leichten Blutungen, weil er nicht die Fähigkeit besitzt, Gefäße zu verschließen, die Wunden heilen jedoch wesentlich schneller als beim CO_2-Laser. Für einige Tage ist die Haut leicht gerötet, etwa wie nach einem leichten Sonnenbrand.

Selbst wenn Frauen noch so perfekt geliftet sind, ein Indiz verrät immer ihr wahres Alter: die Hände! Jahrelang mußte man das hinnehmen, bis es dem amerikanischen Arzt Sidney Coleman als einem der ersten gelang, körpereigenes Fett haltbar zu machen, um es für Eigenfett-Unterspritzungen zu verwenden. Der Erfolg des Hand-Liftings: Die faltige Haut an den Händen wird durch das eingespritzte Fett gestrafft. Da die Coleman-Methode erst sieben Jahre alt ist, läßt sich der Beweis für einen vielleicht lebenslangen Effekt noch nicht erbringen.

Auch bei Brustvergrößerungen finden Eigenfett-Unterspritzungen mittlerweile ihren Einsatz. Zu klein geratene Brüste und knochige Dekolletés werden ausgepolstert, ohne sichtbare Narben zu hinterlassen. Das Problem, daß der Körper eingespritztes Eigenfett in wenigen Monaten abbaut, wurde mittlerweile auch gelöst. Eine schonende Gewinnung und völlig neuartige Aufbereitung des zum Beispiel am Bauch abgesaugten Fetts gewährleistet, daß das bislang recht kurzlebige Material über Jahre hinweg im Körper bleibt. Außerdem wird die Haut im Gegensatz zu den vieldiskutierten Silikonimplantaten bei dieser Methode nicht überdehnt. Zwar läßt sich aus der Oberweite einer Kate Moss kein Busen à la Pamela Anderson machen, aber um erschlafftes Gewebe wieder in die ursprüngliche Form zu bringen, ist die Eigenfett-Unterspritzung ideal.

Auch mit Kollagen kann man Falten verschwinden lassen. So mußte meine Freundin Amanda in einer Agatha-Christie-Verfilmung eine Frau von Mitte Zwanzig spielen. Da sie dieses Alter aber schon lange hinter sich gelassen hatte, entschloß sie sich zu einer Kollagenbehandlung. Voller Neugier reiste ich einige Zeit nach dem Eingriff pünktlich zum Beginn der Dreharbeiten nach London, um sie zu besuchen und mir das Ergebnis anzusehen. Wer jetzt meint, ich sei neugierig, liegt goldrichtig! Es war überwältigend, diese Therapie hatte ihr wirklich einige Jahre geschenkt, und mit Hilfe von Maskenbildner und Beleuchter meisterte sie die Rolle der Freddie Rice in »*Peril at end house*« vorbildlich.

Gerade wegen der sogenannten Nasolabialfalte zwischen Nase und Mund sehen wir oftmals krank und müde aus. Eine Kollagenbehandlung führt hier zu beeindruckenden Resultaten. Vier Wochen vor der Aufpolsterung wird eine kleine Menge Kollagen in den Unterarm gespritzt, um mögliche allergische Reaktionen auszuschließen. Ist das Testergebnis in Ordnung, spritzt man eine Mischung aus Kollagen und Betäubungsmittel entlang der Falte in die Haut. Die Haut reagiert vierundzwanzig Stunden lang druckempfindlich und ist geschwollen. Zumeist überkorrigiert man die Falte etwas, das heißt, es wird mehr Kollagen als nötig gespritzt, weil es sich schnell wieder abbaut. Besonders sportliche Frauen werden dies bemerken, denn wenn die Haut stark durchblutet wird, löst sich das Kollagen noch schneller auf. Das passiert interessanterweise auch durch den Einfluß von Sauna, Massage und Alkohol.

Gegen Dehnungsstreifen ist etwas Wunderbares entwikkelt worden: die »Rio-Methode«. Wahrscheinlich rührt dieser Name daher, weil an der Copacabana soviel nackte Haut zur Schau getragen wird. Bindegewebsschwächen zeigen sich vor allem am Bauch, am Po und an den Oberschenkeln. Bislang konnte man diesem Problem nur mit einer mechanischen Hautabschleifung, der sogenannten Dermabrasion, zu Leibe rücken. Brasilianische Schönheitschirugen haben sich nun jedoch die Fähigkeit der Haut zunutze gemacht, auf kleine innere Verletzungen mit Zusammenziehen zu reagieren. Bei der »Rio-Methode« zieht der Arzt entlang des Dehnungsstreifens unter der Haut eine hauchdünne Linie, die eine winzige Wunde verursacht. Während der etwa vierwöchigen Heilungszeit strafft sich das Bindegewebe, so daß der Streifen wesentlich schmaler wird oder sogar ganz verschwindet. Zur Unterstützung dieser Methode muß die Haut mit einer speziellen Creme vor- und mit Laser nachbehandelt werden.

Auch zur Fettabsaugung, der sogenannten Liposuction, gibt es Positives zu berichten. Hier sind mittlerweile Methoden entwickelt worden, die nicht nur die Fettzellen verschwinden lassen, sondern auch das Bindegewebe nachhaltig verändern. Bei der Feintunneling-Technik werden viele kleine Tunnel durch den Einstich der Absaugkanüle geschaffen. Durch die Vernarbung und die Schrumpfung des Gewebes während des Heilungsprozesses entsteht eine Verfestigung der Haut.

Das Schönste ist jedoch, daß einmal abgesaugte Fettzellen nie wiederkommen. Auf diese Art kann man einige Kilogramm loswerden. Trotzdem ersetzt die Fettabsaugung keine Diät, viele Ärzte setzen ihre Patientinnen sogar zuerst einmal auf reduzierte Kost, ehe der Eingriff erfolgen kann. Die Gefahr, daß die durch jahrelanges Übergewicht überdehnte Haut schlaff zurückbleibt, ist zu groß.

Eine dicke Lippe riskieren

Unterspritzungen sind in Hollywood zur Zeit der letzte Schrei. Die Mutter aller dicken Lippen – Pamela Anderson – hat es vorgemacht, und viele andere zogen nach. Ob man das nun schön findet oder nicht, volle Lippen lassen Männerherzen höher schlagen. Man muß es ja nicht gleich so übertreiben wie die gute Melanie Griffith, die mittlerweile aussieht, als wäre in ihren Lippen ein UFO notgelandet.

Es geht bei den hier vorgestellten Maßnahmen nicht unbedingt nur um eine Vergrößerung der Lippen, sondern auch um eine Glättung von Fältchen um den Mund.

Es gibt mehrere Methoden:

Kollagen: Der Vorteil bei der Unterspritzung mit Kollagen ist, daß es normalerweise gut vertragen wird, weil es dem menschlichen Gewebe recht ähnlich ist. Es birgt aber auch einen entscheidenden Nachteil: Der Körper baut es schnell wieder ab. Daher hält eine auf diese Art aufgepolsterte Lippe nur etwa ein halbes Jahr, dann muß sie »nachgefüllt« werden.

Das gleiche gilt für die *Eigenfettbehandlung,* die wir bereits kennengelernt haben. Allerdings ist hierbei die Haltbarkeit bis zu einem Jahr gewährleistet.

Dauerhafte Haltbarkeit garantiert der Einsatz von *Artecoll.* Dabei handelt es sich um eine Mixtur aus Kollagen und winzigen Kunststoffpartikeln, die unter die Haut gespritzt wird. Wichtig: Wer unter Allergien oder Rheuma leidet, sollte auf Artecoll besser verzichten.

Eine weitere dauerhafte Methode ist der Einsatz von *Goretexfäden,* die der Arzt durch die Lippe zieht. Es besteht keine Allergiegefahr, allerdings muß der Faden jeweils vom Mundwinkel bis zur Lippenmitte und nicht in einem Rutsch über die komplette Lippe gezogen werden, sonst kann beim Lächeln ein Spannungsgefühl entstehen.

Für diejenigen, die sanftere Methoden zur Lippenvergrößerung vorziehen, verrate ich im Kapitel über Make-up einige Tricks.

Lifting: Endstation Sehnsucht

Ein Lifting sollte als letzte Methode in Erwägung gezogen werden, wenn man sich chirurgisch verjüngen lassen möchte. Interessant finde ich in diesem Zusammenhang die Äußerung meiner Kosmetikerin, die meinte: »Wenn eine Haut im schlechten Zustand ist, wird sie auch durch ein Lifting nicht wirklich glatt. Unnatürliche Quervernetzungen verraten immer, was hier unternommen wurde.«

Tatsächlich erkennt man ein Lifting in vielen Fällen daran, daß die Haut unnatürlich gezogen ist und recht merkwürdige Faltungen aufweist. Schlecht durchgeführte Liftings liegen vor, wenn

- die Augenbrauen zu hoch stehen,
- man das Augenweiß unterhalb der Pupille sehen kann,
- der Mund extrem breit ist oder die Lippen sehr schmal wirken,
- an der Oberlippe viele kleine Falten sichtbar sind,
- die Ohren steil abstehen,
- der Haaransatz fast hinter den Ohren beginnt.

Die Liftings der neunziger Jahre weisen kaum noch Ähnlichkeiten mit denen der Pionierzeit auf. Mittlerweile hat sich auch hier einiges getan. Viele Ärzte haben ihre eigenen Operationstechniken entwickelt, so daß anschließend selbst ein

Chirurg ein Lifting nicht auf den ersten Blick entlarven kann. Die Wunden werden kaum noch genäht, sondern geklebt. Neuartige Schnitte spannen die Haut weniger, was ein natürlicheres Ergebnis garantiert.

Manchmal reicht es bereits aus, eine Straffung der Augenlider vorzunehmen. Dabei wird neuerdings nicht nur das Oberlid gestrafft, sondern die gesamte Augenumgebung. Bei einer guten Operationstechnik verändert sich die Mimik des Gesichts nicht, und es bleibt normal beweglich. Meine Freundin Karen hat sich kürzlich diesem Eingriff unterzogen. Wenn sie lacht, erscheinen um ihre Augen Lachfältchen, in der »Ruheposition« sieht die Haut aber vollkommen glatt aus. Sie ist mit diesem Ergebnis sehr zufrieden und wirkt optisch bestimmt zehn Jahre jünger.

Dr. Sherell J. Aston aus New York hat eine Methode entwickelt, bei der nicht nur die Haut gestrafft wird, sondern auch die erschlafften Gesichtsmuskeln wieder in ihre ursprüngliche Position gebracht werden. Endoskopie und Lasertechnik ersetzen dabei Schere und Skalpell. Zu seiner Klientel gehören viele Prominente. Die Namen hat mir meine Freundin Daisy zugeflüstert. Ich werde sie aber nicht verraten!

Eine in Deutschland noch weitgehend unbekannte Methode ist das »Golden Lifting«. In Frankreich erzielt man damit seit fünfzehn Jahren überzeugende Erfolge, so daß selbst Catherine Deneuve sich öffentlich dazu bekannt hat.

Dieses Liftingverfahren ist eigentlich gar keines, weil es ohne Skalpell auskommt. Dabei werden mit einer dünnen Nadel Goldfäden in Form eines Gitterwerkes unter die Haut implantiert. Der Körper umschließt dieses Netzwerk mit eigenem Bindegewebe, und es kommt zu einem Volumenaufbau der Haut. Die volle Wirkung entfaltet sich nach acht Wochen und verjüngt optisch bis zu zehn Jahre.

Die Behandlung wird ambulant durchgeführt. Die Spuren verschwinden bereits nach drei Tagen. Nebenwirkungen sind nicht bekannt. Der langjährige Einsatz von Gold in der Rheumabehandlung bestätigt diese Erfahrungen.

Diese diskrete Methode eignet sich besonders für diejenigen, die in der Öffentlichkeit stehen und sich eine zu drastische Veränderung ihres Aussehens nicht leisten können.

Wenn Sie sich dazu entschließen, Ihrer Jugend auf dem chirurgischen Wege Nachhilfe zu leisten, so sollten Sie einige Dinge unbedingt beachten:

- Gehen Sie mindestens zu zwei Ärzten, um sich beraten zu lassen.
- Fragen Sie den Arzt nach seiner Fachausbildung und erkundigen Sie sich, wie häufig er diesen Eingriff bereits vorgenommen hat.
- Vorsicht ist bei Kliniken, die einen GmbH-Zusatz in ihrer Firmierung führen, geboten. Bei eventuellen Schadenersatzforderungen wird die Verantwortung sehr gern von der Klinikleitung auf die Ärzte geschoben – und umgekehrt.
- Lassen Sie sich bei größeren Eingriffen vorher einen schriftliche Kostenvoranschlag geben.
- Wenn Sie einen Eingriff planen, sollten Sie vier Wochen vor- und nachher nicht rauchen. Nikotin verengt die Gefäße, wodurch die Wundheilung verzögert wird.

Auf jeden Fall sollten Sie sich immer einen Arzt aussuchen, dem Sie vertrauen und der über große Routine bei den entsprechenden Operationen verfügt.

Adressen von Schönheitschirurgen und Informationen über deren Spezialgebiete schickt Ihnen die Vereinigung der Deutschen Plastischen Chirurgen, Berlin.

10 Haare: Unser schönster Schmuck

»Wir können nicht verhindern, daß die Schwalben des Kummers über unserem Kopf fliegen, aber wir können verhindern, daß sie Nester in unseren Haaren bauen.«
Chinesisches Sprichwort

Die Längenfrage

Seitdem ich denken kann, trage ich einen kinnlangen Bob. Der Umstand, daß mein erster Friseurbesuch im zarten Alter von drei Jahren bei einem Sassoon-Friseur erfolgte, hat mich in puncto Frisurenstil wohl bis heute geprägt. Jeder Versuch eines anderen Looks ist daher kläglich gescheitert. Als ich die Haare wachsen ließ, bin ich schon nach einem halben Jahr reumütig zu meinem Friseur marschiert, um mir wieder die gewohnte Länge schneiden zu lassen. Noch schlimmer aber war die Sache mit dem Pilzkopf. Bei Joanna Lumley in der Siebziger-Jahre-Staffel von »Mit Schirm, Charme und Melone« sah dieser Schnitt wirklich toll aus, aber ich fand mich damit vollkommen scheußlich und konnte es kaum abwarten, bis die Haare wieder nachgewachsen waren. Seitdem höre ich auf meine innere Stimme (und auf die meines Friseurs) und mache keine Experimente mit der Haarlänge mehr.

Es ist ein schönes Gefühl, wenn man gesundes Haar hat, das bei jeder Bewegung mitschwingt. »Hair«, wohl eines der berühmtesten Musicals, hat es zelebriert – jenes legendäre Gefühl, die Macht langer Haare zu spüren. Diejenigen unter uns, die diese Zeit nicht miterlebt haben, können das nur schlecht nachempfinden. Doch wer könnte sich die damaligen »Blumenkinder« ohne ihre langen Prachtmähnen vorstellen? Mir fällt immer wieder auf, daß die Frauen der 68er-Generation auch heute noch lange Haare tragen – und sie tun wahrlich gut daran. Immer wieder höre oder lese ich Aussprüche von den sogenannten »Starcoiffeuren«, die alle denselben Tenor haben: Ab vierzig sollte eine Frau keine langen Haare mehr tragen. Bei solchen Äußerungen könnte es mir glattweg schlecht werden. Zumal dabei sicherlich auch die Absicht der schere-schwingenden Herren dahintersteckt, die Frauen mit einem Kurzhaarschnitt, der ja permanent nachgeschnitten werden muß, noch enger an ihren Salon zu binden.

Sehen Sie sich doch einmal um, und Sie werden eine Frisur bei uns in Deutschland immer wieder finden: Haare kurzgeschnitten, Dauerwelle rein und darauf noch blondierte Strähnchen – für mich der Alptraum schlechthin! Aber auch das, was die Schauspielerin Christine Kaufmann so passend als »postmenopausalen Pudellook« bezeichnet, sieht man immer wieder, und das sogar bei jungen Frauen – leider. Aber wen wundert's: Viele Friseure propagieren diesen Look nach wie vor, und eine verunsicherte Kundin wird ihm Glauben schenken – und damit genauso aussehen wie all seine anderen Kundinnen. Ist es Ihnen auch schon einmal aufgefallen, daß ein Großteil der Klientel eines Salons gleich auf dem Kopf aussieht?

Wem ist es nicht schon einmal passiert? Man geht zum Friseur, um seinen Typ einmal »total zu verändern«. Oftmals passieren solche Aktionen in »Frustphasen«. Doch häufig gefällt einem der neue Look bereits am nächsten Tag überhaupt nicht mehr – und man wünscht sich seine alte Haarlänge zurück. In der Realität rückt man diesem Wunsch pro Monat aber leider nur einen Zentimeter näher.

In Modelkreisen wird jedoch im Moment ein Mittel als Geheimtip gehandelt, welches das Haarwachstum tatsächlich beschleunigen soll. Meine Freundin Daisy aus New York berichtete mir, daß das Topmodel Natane dank dieser Wunderpillen innerhalb weniger Monate ihren Kurzhaarschnitt in eine Langhaarmähne verwandeln konnte. Ihre Kolleginnen sollen so beeindruckt gewesen sein, daß sie die Concorde, mit der viele Models zwischen Paris und New York hin- und herfliegen, in »Hairforce One« umbenannt haben.

Das Wundermittel ist unter dem Namen VIVISCAL auf dem Markt. Diese Nahrungsergänzung, die ein geheimnisvolles Meeresprotein und Silica-Komponenten enthält, beruht auf langjährigen Forschungsarbeiten finnischer Forscher. In Finnland ist VIVISCAL im Oktober 1992 auf den Markt gekommen und gehört dort seitdem zu den meistverkauften Naturprodukten. Man nimmt täglich zwei Tabletten ein, eine morgens und eine abends. Diejenigen, die über achtzig Kilo wiegen, müssen drei schlucken. Nicht nur die Geschwindigkeit des Haarwachstums wird beschleunigt, sondern die Haarwurzel insgesamt gestärkt und somit Haarausfall gestoppt. Zuerst müssen die Körperzellen durch eine konsequente Einnahme gesättigt werden. Die optimale Wirkung stellt sich dann nach etwa drei Monaten ein.

Natürlich war ich neugierig und besorgte mir diese »Mähnenpille« in der Apotheke. Mein Selbstversuch ist zwar noch nicht so ganz abgeschlossen, aber ich kann sagen, daß meine Haare wie verrückt wachsen. Zumindest muß ich den nachgewachsenen Haaransatz öfter nachfärben als sonst. Warum VIVISCAL bei uns in Deutschland noch nicht so populär ist, weiß ich nicht.

Weiße Haare: Schnee auf dem Kilimandscharo

Ihre Haare sind weiß? Richtig weiß? Wundervoll, herzlichen Glückwunsch, denn dieser Zustand ist sehr selten!

Meine liebe Mutter hatte sich jahrelang darauf gefreut, weiße Haare zu bekommen. »Dann stecke ich sie hoch und sehe aus wie eine jener englischen Ladies aus den Romanen von Rosamunde Pilcher«, sagte sie stets. Doch das Leben ist unfair: Selbst mit über siebzig ist sie noch meilenweit davon entfernt, ganz weißhaarig zu sein – wofür andere Frauen dankbar wären!

Weißes Haar sieht toll aus, allerdings bedarf es einer liebevollen Pflege. Leider neigt es oft zu einem unschönen Gelbstich. Tönungen und Farbspülungen in Silber oder Cendré geben dem Haar schnell seinen ursprünglichen und unnachahmlichen Glanz zurück. Um einen Stich in Richtung Lila zu vermeiden, der bei Silbertönungen leider auftreten kann, kenne ich folgenden Trick: Vermischen Sie die Tönung im Verhältnis 1:1 mit einer Haarpackung! Die Farbwirkung wird schwächer, und Sie haben auch noch etwas für die Pflege Ihres Haares getan!

Es gibt natürlich auch die Hau-Ruck-Methode, die vor vielen Jahren von meiner Freundin Carmen entwickelt wurde. Sie war früher dunkelhaarig und bekam urplötzlich jede Menge weiße Haare, aber leider nicht genügend, um ganz weiß zu sein. Also ließ sie sich die Haare blondieren, der Gelbstich wurde mit einer Farbspülung beseitigt. So war sie die reizvollste Weißhaarige, die ich mir vorstellen kann. Heute ist sie von Natur aus hundertprozentig weißhaarig und freut sich, nicht ständig den Ansatz nachblondieren zu müssen.

So läßt sich für jedes Problem eine Lösung finden!

Ergrauen

So schön ich weiße Haare finde, graue mag ich leider gar nicht. Man verzeihe es mir, aber ich halte sie für nichts Halbes und nichts Ganzes. Ferner neigen graue Haare oftmals zu einem Gelbstich. Dieses Problem mit einer Tönung zu beheben ist schwierig, da das Ergebnis in den meisten Fällen scheckig ausfällt.

Moderne Haarforscher behaupten, daß Haare grau werden, weil der Darm nicht gesund ist. Das bedeutet, daß eine Regeneration der geschädigten Darmflora unter Umständen Farbe ins Haar zurückbringen bzw. das Haar vor dem Grauwerden schützen kann. Vermieden werden sollte alles, was den Körper übersäuert (siehe »Azidose«). Zu den Lebensmitteln, die unserer Haarfarbe guttun, zählen vor allem Nüsse, Samen und Kaltwasserfische wie Lachs, Makrele, Hering und Forelle.

Die orthomolekulare Medizin hält mehrere Substanzen, in denen Vitamine der B-Gruppe enthalten sind, bereit, mit denen dem Ergrauen entgegengewirkt werden kann. Zum einen gibt es PABA, das bereits im Zweiten Weltkrieg als Anti-Grau-Mittel entdeckt wurde. Als die Russen 1945 die Gefangenen aus den Konzentrationslagern befreiten, stellten sie fest, daß viele an Tuberkulose und anderen Krankheiten litten, die auf Fehlernährung beruhten. Obwohl nach dem Krieg eine Lebensmittelknappheit in Rußland herrschte, mangelte es nicht an Vitaminen. In Rußland begann man, den Leuten hohe Dosen der B-Gruppe zu verabreichen. Die Ärzte stellten fest, daß sich innerhalb weniger Wochen nicht nur der Allgemeinzustand der Patienten verbesserte, sondern daß diejenigen, die vorzeitig ergraut waren, auch ihre natürliche Haarfarbe wiedererlangten.

Auch die Vitamine B_5 (Pantothensäure) und B_9 (Folsäure) haben sich bei der Bekämpfung grauer Haare bewährt. Als Nahrungsergänzung sollten Sie zusätzlich Sojalecithin und Bierhefe zu sich nehmen, um den Erfolg dieser Behandlung zu steigern.

Da jeder von uns auf Nährstoffe anders reagiert, zeigt sich

der Erfolg in unterschiedlichen Zeiträumen. Auf einen Versuch sollten Sie es jedoch ankommen lassen. Vielen bringt diese Therapie ihre natürliche Haarfarbe tatsächlich zurück. Ansonsten bleibt uns ja immer noch die chemische Lösung, sprich das Färben.

Farben ohne Ende

Damals hatte ich das Glück, meine Friseurausbildung bei einem wahren Farbkünstler zu absolvieren. Er ermöglichte fast jeden Kundenwunsch und wußte, daß kaum etwas eine Frau glücklicher macht als die richtige Haarfarbe! Mit der richtigen Haarfarbe kann man seinen Typ drastisch verändern oder vorteilhaft unterstreichen. Mittlerweile wurden die modernen Haarfarben so verbessert, daß sie viel schonender als vor zwanzig Jahren sind. Einige Firmen fügen sogar Pflegesubstanzen hinzu, damit die Haare während des chemischen Prozesses weniger leiden.

Wenn Sie sich entschließen, Ihre Haare zu färben, lautet die Maxime: Bleiben Sie immer in Ihrer naturgegebenen Farbpalette, um ein möglichst natürliches Ergebnis zu erzielen. Da der Teint mit zunehmendem Alter heller und fahler wird, sollte man die Farbe immer eine Nuance heller als die ursprüngliche Naturhaarfarbe wählen. Wenn Sie zum Beispiel mit zwanzig hellbraune Haare hatten und nun mit Anfang fünfzig graue Haare abdecken möchten, entscheiden Sie sich für einen Ton im dunkelblonden Bereich.

Wichtig ist auch die Frage der Nuance. Zwischen Goldblond und Aschblond liegen Welten, glauben Sie es mir! Je nachdem, welche Tönung Ihr Teint hat, kann eine Haarfarbe Ihrem Gesicht entweder ungemein schmeicheln – oder aber auch alles verderben. Nehmen wir zum Beispiel meine Freundin Ilona. Sie ist eine jener Frauen, die stets einen rosig angehauchten Teint haben. Selbst wenn sie eigentlich krank ist, sieht sie immer so unverschämt gesund aus, daß man neidisch werden könnte. Auch sie färbt ihre Haare seit Jahren und hat dabei eine glückliche Hand bewiesen: Ihr Mittelblond hat einen Stich ins Goldene, was die Frische ihres Teints unterstreicht. Bei mir sehen solche goldenen – oder noch schlimmer kupferfarbenen – Nuancen einfach zum Fürchten aus. Mein Teint ist sehr hell und hat einen bläulichen Unterton, daher brauche ich ein Blond, das eher matt ist und nicht mit der Farbe meiner Haut konkurriert.

»Warum aber können denn eigentlich Schauspielerinnen jede Haarfarbe tragen und sehen immer gut damit aus?«, wollte meine Freundin Rita wissen. Ganz einfach: Es sind alles Künstlerinnen in puncto Make-up. Außerdem haben sie immer Leute um sich herum, die sich darum kümmern. Im wirklichen Leben aber müssen wir immer bedenken, daß uns niemand optimal ausleuchtet oder alle halbe Stunde neu abpudert. Daher sollten wir uns lieber mit den natürlich wirkenden Haarfarben anfreunden.

Das gilt ganz besonders bei den Rottönen. »Rot ist nicht gleich Rot«, klärte mich mein Friseur schon vor Jahren auf. Besonders gefährlich sind jene Rottöne, die einen Stich ins Kupfer-Orange haben und fast jeden Teint erschlagen. Schauen Sie bei Tageslicht vor den Spiegel und beurteilen Sie selber: Kommt meine Haut mit dieser Haarfarbe optimal zur Geltung, oder muß ich das Make-up kiloweise auftragen, um einigermaßen auszusehen? Der Witz an der Sache ist, daß rotes Haar immer nach Make-up schreit, je nach Nuance mehr oder weniger. Heutzutage gibt es übrigens wundervolle, subtile Rottöne, die einer Frau jenseits der Vierzig besser stehen als ein Rot wie mit dem Holzhammer. Selbst Franka Potente in »Lola rennt« gefällt mir mit diesen knallroten Haaren überhaupt nicht, obwohl sie in diesem Film ja noch relativ jung war.

Haarausfall

Leider ist Haarausfall heute auch bei Frauen keine Seltenheit mehr. Aus den Forschungslabors ereilen uns bis zur Jahrtausendwende auch keine guten Nachrichten: Immer mehr Menschen verlieren ihre Haare. Es läßt sich bereits beobachten: Die Haarpracht ist bei vielen bedenklich dünn.

Die Ursachen sind mannigfaltig: schlechte Ernährung, Umweltverschmutzung, vor allem aber Streß. Abhilfe schafft hier alles, was der verspannten Kopfhaut zu Linderung verhilft. Streßabbau durch Meditation und Yoga, Kopfmassagen – und natürlich die richtige Ernährung.

Mit unserem Kopfschmuck ist das so eine Sache: Einerseits können wir durch eine lässige Frisur unser Alter hinuntermogeln, andererseits werden gerade im Alter die Haare spärlicher und brüchiger. Die Ursachen für eventuellen Haarausfall sollte ein guter Arzt klären. Er wird eine entsprechende Therapie vorschlagen, so daß sich der Haarausfall recht bald wieder normalisiert.

Die Gründe für Haarausfall können mannigfaltig sein, wobei vor allem an folgende zu denken ist:

- Vitamin- oder Mineralstoffmangel durch einseitige Ernährung,
- Enzymmangel und, dadurch bedingt, schlechte Verwertung der Nahrung,
- Schilddrüsenstörungen (Über- oder Unterfunktion),
- hormonelle Veränderungen nach der Menopause,
- Übersäuerung des Körpers,
- Streß,
- Neben- / Wechselwirkungen von Medikamenten,
- aggressive chemische Behandlung wie zum Beispiel Blondierung.

Wußten Sie eigentlich, daß man auch durch Schokolade, Bonbons & Co. Haarausfall sowie Schuppen bekommen kann? Zuviel Süßes bringt den Kohlehydratstoffwechsel durcheinander, weil die ungesättigten Fettsäuren im Haarboden angegriffen werden. Abhilfe schafft hier das Spurenelement Selen, das in Fisch oder Vollkornprodukten enthalten ist. Es schützt die ungesättigten Fettsäuren im Haarboden, hält die Haarwurzeln und die Follikel elastisch.

Übrigens, wer behauptet, daß Ernährung keinen Einfluß auf die Qualität unserer Haare habe, liegt meilenweit daneben. Schauen Sie sich die Asiaten an. Solange sie sich nach landesüblicher Tradition von Fisch, Gemüse, Algen oder – als Kombination von allem – von Sushi ernähren, haben sie beneidenswertes dickes, festes und glänzendes Haar. Wenn ich an den üppigen Zopf von Ling, der Schwester meines alten Freundes Issey, denke, werde ich direkt neidisch. Aber wehe, wenn Asiaten nach Europa kommen und dort unsere Eßsünden annehmen! Bereits in der nächsten Generation leidet die Qualität ihrer Haare. Eine weitere Generation später treten nicht selten böse Haarlichtungen auf. Dabei verringert sich nicht nur die Menge der Haare, sondern auch die Dicke des einzelnen Haares. Warum gerade asiatische Haarwurzeln so sensibel auf schlechte Eßgewohnheiten reagieren, weiß ich nicht, aber dieses Phänomen ist sehr oft zu beobachten. Anscheinend reagieren asiatische Haarwurzeln besonders sensibel auf die übersäuernde Wirkung unserer oftmals schlechten Ernährung. Wenn Sie das nächste Mal in Düsseldorf oder London sind, achten Sie einmal darauf. Sie werden direkt erkennen, ob die Eßgewohnheiten des Heimatlandes beibehalten oder ob nach Fast-food-Manier gesündigt und die Haare dadurch ruiniert wurden.

Den wenigsten ist der Umstand bewußt, daß auch das Verkleben der Kopfhaut durch Stylingprodukte und Haarspray zu Haarverlust führen kann. Vor Jahren erlebte ich das am Beispiel meines damaligen Friseur-Kollegen Ralf. Er war ein »Teddyboy«, also einer dieser Jungs, die sich für eine Reinkarnation von Elvis Presley halten. Jeden Morgen brauchte er mindestens eine geschlagene Stunde, um seine Elvis-Tolle in Form zu bringen. Dabei verwandte er jede Menge Haargel. Um dem Gebilde den nötigen Halt zu bringen, sprühte er in den Luftstrahl des Föns eine halbe Flasche Haarspray, so daß es direkt auf die Haare gepustet und dort durch das sofortige Trocknen bombenfest wurde.

Nach einigen Wochen konnte man beobachten, wie Ralfs Haare im Stirnbereich immer dünner wurden, die Kopfhaut schimmerte durch. Was wir nicht wußten: Ralf hatte einen eineiigen Zwillingsbruder namens Mark, der ihn eines Tages im Salon besuchte. Sie glichen sich wie ein Ei dem anderen. Das galt allerdings nicht für die Haare! Marks Haare waren voll und glänzend, da er seine Kopfhaut nicht mit Stylingprodukten und Spray verklebte.

Daher sollten wir die Finger von allen Produkten lassen, die sich als klebriger Film auf unsere Kopfhaut legen und dort langsam, aber sicher den Haaren die Luft zum Atmen nehmen. Eine nach hinten gegelte, in elegante Wellen gelegte Abendfrisur stellt von Zeit zu Zeit sicherlich kein Problem dar, aber Sie sollten Ihre Haare so schnell wie möglich waschen, damit die Kopfhaut wieder atmen kann – am besten noch am selben Abend.

Kaputt, aber glänzend!

Vielleicht haben Sie sich auch schon gefragt, warum die Haare von Models und Schauspielerinnen immer so dicht und glänzend aussehen. »Deren Haare müssen doch total kaputt sein«, sagte meine Freundin Sabine erst kürzlich. Richtig, sie sind es auch. Das viele Färben, Toupieren und Stylen fordert seinen Tribut. Wie geht es aber an, daß daraus trotzdem eine glänzende Pracht wird?

Ich habe es selbst im Fotostudio erlebt, wie aus völlig strapazierten Haaren eine Supermähne wurde. Besonders die amerikanischen Haarstylisten sind auf dem Gebiet wahre Zauberkünstler.

Ihr Geheimrezept: Die Haare werden mit einem Keratin-Shampoo gewaschen. Anschließend muß auf jeden Fall ein Conditioner angewendet werden. Der letzte »Spülgang« erfolgt mit kaltem Wasser. In den Fotostudios nehmen die Haarprofis gerne eisgekühltes, stilles Mineralwasser. Es spült den Kalkstein, der sich wie ein Film ums Haar legt und jeglichen Glanz verhindert, am besten aus dem Haar. Anschließend glänzt das Haar, läßt sich leichter kämmen und die Kopfhaut wird besser durchblutet.

Nachdem man die Haare einige Minuten zum Vortrocknen in ein Handtuch gewickelt hat, werden sie vorsichtig ausgekämmt. Dann wird ein Festiger ohne Alkohol aufgetragen, das Haar auf dicke Klettwickler gedreht und je nach Haarlänge eine halbe bis dreiviertel Stunde unter der Haube getrocknet. Wickler sind übrigens die schonendste Art, seine Haare zu trocknen, weil bei dieser Technik das »ältere« Haar der Spitzen nicht in direkten Kontakt mit der Hitze kommt. Ferner braucht man wegen der speziellen Beschichtung der Klettwickler keine Nadeln zum Befestigen. Somit gehört der verhaßte »Aua-Effekt« der Vergangenheit an! Ganz wichtig ist ebenfalls, die Haare auskühlen zu lassen, bevor die Wickler herausgenommen werden! Es mag überraschen, aber der gute alte Lokkenwickler gehört noch lange nicht zum alten Eisen. In den Foto- und Filmstudios sowie am Theater wird er noch immer eingesetzt und ist die beste Trockenmethode für die Haare.

Nun wird die Frisur ausgebürstet und zum Finish nachgefönt. Ein Trick: Halten Sie den Luftstrahl immer in Wuchsrichtung, also von der Kopfhaut weg in Richtung Spitzen. So glättet sich die äußere Schicht des Haares, deren Aufbau an Dachziegel erinnert, und reflektiert das Licht, sprich: das Haar glänzt wie verrückt!

Zum Abschluß beugen Sie sich nach vorn und werfen das Haar über Ihren Kopf. Das gibt eine wundervolle Fülle – ganz ohne Toupieren (was man möglichst vermeiden sollte, weil es die äußerste Schicht des Haares ruiniert).

Wenn Sie Ihr Haar glatt tragen, können sie ihm so zu mehr Glanz verhelfen: Geben Sie etwas Glanzspray in die Handfläche und streichen Sie damit über die Frisur. Widerspenstige und abstehende Härchen legen sich so willig an. Wenn Sie die Haare lockig oder gestuft tragen, sprühen Sie das Glanzspray ganz normal über die Frisur. Probieren Sie es demnächst einfach aus, wenn Sie etwas Besonderes vorhaben. Sie werden staunen!

Abschließende Tips für Ihre Traummähne

- Sie sollten niemals eine Dauerwelle machen lassen, wenn Ihr Haar bereits gefärbt ist. Beides zusammen ruiniert auch das robusteste Haar auf Dauer.
- Waschen Sie Ihre Haare abends, und lassen Sie sie dann an der Luft trocknen. So kann die Kopfhaut über Nacht frei atmen und sich regenerieren, ohne durch Stylingprodukte verklebt zu werden.
- Binden Sie Ihre Haare niemals mit einem Gummi zusammen, er reibt nämlich die äußere Schuppenschicht auf, was bei empfindlichem Haar zum Bruch führen kann. Nehmen Sie statt dessen lieber ein weiches Band oder ein

Tuch. Beschichtete Pfeifenputzer gehen auch und sehen zudem noch sehr witzig aus!

- Wenn Sie Ihre Haare färben, so muß nicht jedesmal der Ansatz auf dem ganzen Kopf nachbehandelt werden. Es reicht aus, nur die sichtbaren Stellen an Scheitel und Schläfen nachzufärben. Erst bei der nächsten Sitzung steht dann wieder das gesamte Programm auf dem Plan.
- Wenn Sie zu gespaltenen Spitzen neigen, sollten Sie keine Haarlänge wählen, bei der die Haare auf die Schultern fallen, das verstärkt dieses Problem.
- Gehen Sie niemals ins Bett, ohne Reste von Haarspray oder -lack ausgebürstet zu haben. Besser ist es natürlich, alle Stylingprodukte noch am Abend aus dem Haar zu waschen. Ansonsten könnten Ihre Haare brechen oder in den Spitzen abknicken. Ich vergleiche das immer mit dem Effekt von Wäsche, die im Winter draußen hängt und gefroren ist. Man muß sie dann nur leicht knicken, um an dieser Stelle durchzubrechen.
- Im Haar verbleibende Shampooreste sind der Tod jeder Frisur – von juckender Kopfhaut ganz zu schweigen. Daher lieber zu lang als zu kurz spülen!
- Wenn die Haare naß sind, behandeln Sie sie bitte wie ein rohes Ei. Im nassen Zustand kann man sie nämlich schneller überdehnen, als einem lieb ist.
- Zuletzt noch der wohl wichtigste aller Haartips: Wenn Sie *Ihre* Frisur gefunden haben, bleiben Sie dabei! Sie gehört zu Ihrer Persönlichkeit und ist mit Ihrem Image untrennbar verbunden. Wenn ich heute alte Fotos von mir betrachte, bin ich nach wie vor mit meiner Frisur zufrieden und freue mich darüber, bereits vor vielen Jahren meinen persönlichen Stil gefunden zu haben.

11 Die lästigen Fettpölsterchen

»Kein Mensch ist frei, der ein Sklave des Leibes ist.«
Lucius Annaeus Seneca, Philosoph

Was heißt schon Idealgewicht?

Okay, zugegeben, sein Idealgewicht zu haben, ist schon klasse. Man kann fast alles anziehen, nichts zwickt oder zwängt ein, und selbst ein gewagtes Designerstück trägt man mit Nonchalance.

Obwohl mein Gewicht im sogenannten idealen Bereich lag, sah ich krank – sprich zu dünn – aus. Ungeschminkt hätte mich jeder Arzt sofort krankgeschrieben oder mir eine Kur bewilligt! Lange Rede, kurzer Sinn, ich ging zu meiner Heilpraktikerin, um mich ein wenig aufpäppeln zu lassen. Eine Blutanalyse zeigte, was mein Immunsystem wieder auf Vordermann bringen würde. Tatsächlich ging es mir innerhalb kürzester Zeit wieder besser, auch nahm ich einige Kilo zu. Aus dem Badezimmerspiegel blickte mich ein volleres und gesünder aussehendes Gesicht an, wohingegen der mannshohe Spiegel im Schlafzimmer eine nette kleine Wölbung in der Bauchgegend zeigte.

Der Anruf von Brian kam wie gerufen: Er lud mich zu einem Vortrag nach Amsterdam ein, den ein Arzt und Spezialist über Diäten und andere Ernährungsfragen halten sollte. Die Fahrt nach Amsterdam hat sich wahrlich gelohnt, weil ich dort lernte, daß mein mopsiger Bauch nicht unbedingt nur durch Fettzellen verursacht wurde, sondern auch durch falsche Ernährung, die den Darm überdehnt hatte. Kohlehydrate, die aus Brot, poliertem Reis oder Nudeln stammen, verkleben die Darmwände, so daß sich dort über Jahre hinweg eine Schicht bildet, die verhindert, daß die Nährstoffe aus der Nahrung aufgenommen werden können. Dagegen wehrt sich der Darm, was er dadurch zeigt, daß er sich so unverschämt nach außen wölbt. Der Verzicht auf diese »Klebstoffe« sowie Darmspülungen beseitigen dieses Problem. Es ist erstaunlich, wie sich unser Körper bei richtiger Behandlung regeneriert und verjüngt!

Hier nun die Favoriten meiner Ernährung:

1. frisch gepreßte Obst- und Gemüsesäfte,
2. Salate, Obst und Rohkost in allen Variationen,
3. gedämpftes Gemüse,
4. Verzicht auf klebrige Kohlehydrate.

Der Erfolg stellte sich überraschend schnell ein. Innerhalb von zwei Wochen hatte ich einen flachen Bauch und fühlte mich wieder fit und gesund. Das Tollste aber war, daß ich zwar abgenommen hatte, diesmal aber nicht so ausgemergelt und krank aussah.

Ein weiterer Trick: Essen Sie häufiger! Sechs kleine Mahlzeiten sind besser als drei große. Je geringer die Anzahl der Mahlzeiten und je größer die aufgenommene Nahrungsmenge, um so mehr richten Sie Ihren Stoffwechsel zur Fettspeicherung ab. Lernt Ihr Stoffwechsel jedoch, daß er im Laufe des Tages alles bekommt, was er braucht, ist das Anlegen von Fettpölsterchen unnötig.

Und noch ein kleiner Tip gegen nächtliche Heißhungerattacken: Wenn Ihr Magen auch in der Nacht nach Nahrung verlangt, liegt das an einem Zuckermangel im Gehirn. Mit einem Trick können Sie Ihren Magen überlisten: Ein kleines Stück Schokolade oder ein Teelöffel Honig mit warmer Milch gleicht den Zuckermangel zumindest temporär aus. Zusätzlich fördert das den Schlaf. Angenehme Nachtruhe!

Die lipolytischen Substanzen gegen Cellulite

Leider führen ein paar Gramm mehr auf der Waage häufig zur gefürchteten Cellulite. Böse Zungen behaupten, die Franzosen hätten sie erfunden, um damit dem Rest der Welt das Geld aus der Tasche zu ziehen. Doch selbst schlanke Frauen wie meine Freundin Ilona kennen das Problem der unschönen Dellen am Oberschenkel, die auch so nette Namen wie »Orangenhaut« oder »Matratzenphänomen« tragen. Männer leiden eher selten darunter, daher vermutet man, daß das männliche Hormon Androgen eine wichtige Rolle bei der Verhinderung von Cellulite spielt. Die Tatsache, daß kastrierte Männer auch Cellulite entwickeln, stützt diese These.

Das unter der Haut liegende Fettgewebe wird von Bindegewebsscheidewänden unterteilt, die sich geschlechtsspezifisch ausbilden. Bei Männern verzahnen sich diese Scheidewände und verhindern so, daß sie an der Hautoberfläche – einer Orangenschale ähnlich – zu sehen sind. Zumindest in diesem Punkt sind die Herren der Schöpfung im Vorteil. Bei uns Frauen bilden sich im Bindegewebe parallel angeordnete Zwischenräume, die senkrecht zur Oberfläche stehen. Wird Druck von der Seite auf das Bindegewebe ausgeübt, zeichnen sie sich an der Hautoberfläche ab. Im Klimakterium nimmt der Kollagengehalt der mittleren Hautschicht ab, was ebenfalls zu einer Verstärkung der Cellulite führen kann.

Einer bereits ausgeprägten Cellulite, die am Oberschenkel tiefe Furchen zeigt, ist nur noch schwer beizukommen. Daher sollte man schon bei den ersten Anzeichen einen Endokrinologen aufsuchen, um klären zu lassen, ob man über zuviel weibliche und zuwenig männliche Hormone verfügt. Obwohl Östrogen normalerweise zahlreiche Vorteile hat, ist es für die Dellen an unseren Oberschenkeln verantwortlich.

Ob eine Androgensalbe die Lösung des Problems ist, muß Ihr Arzt entscheiden.

Cellulite läßt sich jedoch auch durch richtige Ernährung bekämpfen. Von Hungerkuren und Schnelldiäten ist abzuraten, weil sie das Bindegewebe noch mehr schwächen. Statt dessen sollten Sie dem Fettgewebe langsam zu Leibe rücken. So wird Ihr Bindegewebe geschont.

Einen raffinierten Feldzug gegen überflüssiges Fett an Oberschenkeln, Bauch und Hüften haben sich kalifornische Biochemiker ausgedacht. Sie setzen auf die sogenannten lipolytischen Substanzen. Die Natur hat bestimmten Molekülen den Auftrag erteilt, Fett in die Zellen einzubauen. Anderen Molekülen fällt die Aufgabe zu, Fett freizusetzen, in die Energiebrennkammern der Zellen (= Mitochondrien) zu transportieren und dort zu verheizen. Diese Moleküle nennt man lipolytische Substanzen.

Im Gegensatz dazu existieren lipogene (= fetteinbauende) Substanzen, die bei übergewichtigen Menschen in zu großer Menge vorkommen. Bei schlanken Menschen befinden sich lipolytische und lipogene Substanzen in gesunder Balance.

Sinn und Zweck der lipolytischen Ernährung gegen Cellulite ist, die Wirkkraft der fettfreisetzenden Substanzen gegenüber den fettmachenden Molekülen zu erhöhen. Die Methode der kalifornischen Biochemiker konzentriert sich dabei auf drei Faktoren:

- Die hartnäckigen Fettmoleküle (= Triglyzeride) sollen aus den Fettzellen gelöst und ins Blut abgegeben werden.
- Die Fettmoleküle sollen aus dem Blut in die Mitochondrien geschleust werden.
- Dort soll dann das Fett verbrannt werden.

Was sich theoretisch anhört, läßt sich leicht in die Tat sprich in köstliche Gerichte umsetzen. Die lipolytischen Zutaten sind:

- Vitamin C in Obst und Gemüse,
- Vitamin B_6 in Nüssen, Getreide und Hülsenfrüchten,
- Folsäure in grünem Gemüse, Getreide und Eiern,
- Vitamin B_{12} in Joghurt, Fisch und Eiern,
- Jod in jodiertem Speisesalz und Meeresfrüchten,
- Lysin in Soja, Fisch und Geflügel,
- Methionin in Sojaprodukten, Mais, Nüssen, Fisch,
- Linolsäure in hochwertigen Pflanzenölen.

Ein typischer lipolytischer Speiseplan könnte also wie folgt aussehen:

Zum Frühstück gibt es ein fettlösendes Spezialmüsli. Weichen Sie dafür 30 Gramm Haferflocken und 30 Gramm Leinsamen über Nacht in Wasser ein. Dazu geben Sie eine halbe Banane, 25 Gramm Beeren, eine Birne, eine Kiwi, frischen Zitronensaft und einen halben Becher Biojoghurt. Dieses Müsli genügt bereits, um den Fettstoffwechsel zu beeinflussen. Waren die Fettzellen vorher gewohnt, schon am Vormittag reichlich Fettmoleküle zu bekommen, gehen sie nun leer aus.

Wenn uns gegen zehn Uhr der kleine bis mittelgroße Hunger überfällt, sollten wir zu einer Scheibe Vollkornbrot mit Kräuterquark oder Trockenobst greifen.

Mittags gibt es Kohlehydrate in Form von Naturreis, Kartoffeln oder Vollkornnudeln. Dazu natürlich Gemüse, eventuell etwas Fisch oder Geflügel.

Absolut verboten sind jegliche Süßigkeiten, Desserts oder Eiscreme. Sorry, aber das muß leider sein!

Am Abend kommt Eiweißreiches auf den Tisch. Ideal ist zum Beispiel eine köstliche Salatplatte mit Krabben, Thunfisch oder Hähnchenbruststreifen. Zusätzlich erlaubt ist Vollkornbrot oder -toast.

Verwenden Sie für die Zubereitung der Speisen bitte nur beste Zutaten. Hochwertige Pflanzenöle machen jeden Salat doppelt so gut. Zum Würzen eignet sich Jodsalz, das die Schilddrüse zu vermehrter Aktivität anregt, am besten.

Das große Problem liegt bei Cellulite für die im Blut zirkulierenden Triglyzeride darin, ihren Weg in die Mitochondrien, die Energiezentralen der Zellen, zu finden. Dazu benötigen sie ein spezielles Schleusentaxi: Carnitin. Dieser Eiweißstoff besteht aus den Aminosäuren Lysin und Methionin – bei beiden handelt es sich um lipolytische Substanzen. Carnitin garantiert, daß die Fettzellen dort ankommen, wo sie gebraucht – sprich verbrannt – werden, nämlich in den Mitochondrien. Unterstützen können wir die körpereigene Carnitinproduktion durch ein Glas Wasser mit Apfelessig vor dem Essen. Das schafft günstige Bedingungen für die Eiweißvorverdauung durch das Magenenzym Pepsin. Die Folge: Bereits eine Stunde später ist das Blut reicher an Lysin und Methionin, die die Leber in Carnitin umwandelt. So wird die Fettverbrennung im gesamten Körper angekurbelt, die Fettwerte im Blut sinken, und der Körper fordert energisch Fett aus den Cellulitedepots.

Diesen Vorgang können wir durch körperliche Betätigung unterstützen: Also: Treiben Sie Sport!

Der vorgeschlagene Speiseplan kräftigt das Bindegewebe, baut überflüssiges Fett an Bauch, Hüften und Po ab und läßt Orangenhaut verschwinden.

Bereits nach einer Woche beginnt der Abbau der Fettmoleküle, nach einem Monat ist die Fettschmelze unübersehbar. Sobald sich der Erfolg eingestellt hat, sollten Sie jedoch nicht wieder in Ihre alten – sprich schlechten – Eßgewohnheiten zurückfallen.

Um die Diät zu unterstützen, empfiehlt es sich, zum Essen nichts zu trinken und beim Trinken nichts zu essen.

Der BMI (Body-Mass-Index)

Tabellen, die Auskunft über unser angebliches Idealgewicht geben, existieren ohne Ende. Ob alles, was uns in diesen Fällen als ideal verkauft wird, letztendlich gut für uns ist, wage ich zu bezweifeln. Meine Freundin Ilona ist genauso groß wie ich und bringt das gleiche Gewicht auf die Waage. Trotzdem sieht sie immer ein bißchen moppelig aus. Menschen mit gleichem Gewicht und gleicher Größe können optisch folglich anders wirken. Daher sollten wir fernab jeder Gewichtstabellendiktatur unser persönliches Wohlfühlgewicht anstreben.

Einen guten Anhaltspunkt dafür bietet nach meinem Verständnis der Body-Mass-Index (BMI), weil hier Schluß mit dem Hungerideal gemacht und gleichzeitig der Körperbau berücksichtigt wird. Er läßt sich leicht errechnen: Das Körpergewicht in Kilogramm geteilt durch die Körpergröße im Quadrat. So beträgt der BMI für eine 1,70 Meter große und 65 Kilogramm schwere Frau 65 : (1,70 × 1,70) = 22,5. Was haben Sie für sich errechnet? Liegt Ihr BMI

unter 19: dann könnten ein paar Pfunde mehr nicht schaden – es sei denn, Sie heißen Kate Moss,

zwischen 19 und 25: dann liegt Ihr BMI im idealen Bereich, meckern Sie also bitte nicht mehr, wenn Sie auf die Waage blicken,

zwischen 25 und 30: dann haben Sie leichtes Übergewicht,

über 31: dann waren Sie vielleicht schon immer der barocke Typ. Halten Sie sich an die Tips in diesem Buch, so sind Sie auf dem richtigen Weg, ohne Hungerkuren absolvieren zu müssen!

Ein neues Schönheitsideal

Auf den internationalen Laufstegen und in der Werbung lokken vermehrt weibliche Kurven! Sophie Dahl, die Enkelin des Schriftstellers Roald Dahl und der Rubens-Typ schlechthin, ist zur neuen Vorzeigefrau avanciert. Immer wieder begegnet sie uns in den internationalen Hochglanzmagazinen und – in die schärfsten Designerfummel gehüllt – auf den Laufstegen der großen Modenschauen.

Auch viele Männerherzen schlagen bei diesen pfundigen Frauen höher. Ein Fotograf eines bekannten Nacktmagazins verriet mir schon vor Jahren: »So eine klapperdürre Else zu fotografieren macht null Spaß!«

Dennoch sind die meisten Models nach wie vor dünn. Diesem Schönheitsideal wollen viele Teenager und junge Frauen nacheifern und entwickeln Eßstörungen. Mediziner und Psychologen warnen seit Jahren vor den zum Teil lebensgefährlichen Folgen für die Betroffenen.

Eine interessante Nachricht kommt aus England. Dort haben Ärzte beschlossen, an die Chefredakteure der großen Modezeitschriften sowie an Filmregisseure zu appellieren, keine untergewichtigen Models und Schauspielerinnen mehr zu beschäftigen. Sie geben den Filmemachern und Journalisten eine Mitschuld an der stetig wachsenden Zahl von magersüchtigen und bulimiekranken Patienten – ausgelöst durch den in den letzten Jahren leider so populär gewordenen »Heroin-Look«.

Egal, zu welcher Gewichtsklasse man gehört, wichtig scheint mir in jedem Fall zu sein, sich als »wohlgeformt« und nicht als »schwabbelig« zu empfinden. Dabei spielen sowohl der persönliche Geschmack als auch das eigene Wohlgefühl eine entscheidende Rolle. Für alle, die sich gerne ein wenig schlanker sähen – sei es, daß ein neuer Mann am Horizont aufgetaucht ist oder sie einfach Ihrer Waage wieder lächelnd entgegentreten wollen – habe ich nun ein todsicheres Rezept:

Die Wundersuppe aus Hollywood

Sie wollen für ein wichtiges Vorstellungsgespräch in der nächsten Woche wieder in das dunkelblaue Kostüm, das Ihnen bisher immer Glück bei der Jobsuche gebracht hat, passen? Kein Problem, *der* US-Abspeckknüller, der in Los Angeles als der Geheimtip gehandelt wird und in den Kochtöpfen vieler Models und Leinwandgöttinnen brodelt, läßt bis zu fünf Kilo pro Woche schmelzen. Zerkleinern Sie dafür folgende Zutaten:

> 1 Weißkohlkopf, 6 Zwiebeln, 2 Paprikaschoten,
> 1 Bund Sellerie, 6 Karotten, 3 Tomaten.

Bedecken Sie die Zutaten mit Wasser, zehn Minuten kochen, weitere zehn Minuten bei kleiner Hitze weiterköcheln lassen. Mit Miso würzen (siehe Kapitel 6). An dieser Suppe dürfen Sie sich satt essen. Zusätzlich erlaubt sind:

1. Tag: alle Sorten Obst außer Bananen,
2. Tag: alle grünen Gemüse, abends eine Kartoffel mit Butter,
3. Tag: Obst und Gemüse (keine Kartoffeln),
4. Tag: drei Bananen mit Joghurt,
5. Tag: eine Portion Fisch und sechs Tomaten,
6. Tag: eine Portion Hühnerbrust mit Salat,
7. Tag: Naturreis und Gemüse nach Wahl.

Auch nach dieser Diät sollten Sie nicht wieder in alte Eßgewohnheiten zurückfallen – aber das haben Sie sicherlich schon geahnt!

12 Die persönliche Einstellung zum Alter

»Nur wer echte eigene Gedanken hat, hat echten Stil.«
Arthur Schopenhauer

Vorbilder und andere Halbgötter

Dankenswerterweise hatte ich immer leuchtende Vorbilder, die mir vorlebten, wie man in jedem Alter jung sein und sein volles Potential ausschöpfen kann. In meiner Familie sind alle über Siebzigjährigen noch immer fit und quietschfidel. Wenn ich jemanden jammern höre: »Schließlich bin ich doch schon über sechzig«, würde ich ihn zu gerne einmal auf eine unserer nächsten Familienfeiern mitnehmen. Sicherlich kennen Sie auch jemanden, den Sie für seine ewige Jugend bewundern und der vielleicht Ihr Vorbild ist.

Leider gibt es auch abschreckende Beispiele. Nehmen wir Hilde, eine Freundin meiner Mutter. Bereits mit drei Jahren war mir eines klar: So wie sie will ich nie werden – NIE! Wenn ich heute nachrechne, war sie damals erst Ende Dreißig. Deshalb entsetzt es mich um so mehr, sie für eine alte Frau gehalten zu haben. Höchstwahrscheinlich wirkte sie schon mit zwanzig alt. Während ihres Lebens änderte sie nie ihren Stil in puncto Kleidern. Irgendwie beschlich einen immer das Gefühl, sie trage immer dasselbe.

Sie ahnen wahrscheinlich, worauf ich hinauswill: Arbeiten Sie mit aller Kraft daran, zur Kategorie »Vorbild für andere« zu gehören. Die Tatsache, daß dazu jede Menge Charisma gehört, brauche ich wohl nicht zu erwähnen. Es zählt zu den Schlüsselworten des ausgehenden Jahrhunderts. Gerade in einer Zeit, wo alle Werte unsicher zu sein scheinen, ist die Sehnsucht nach Menschen mit Ausstrahlung besonders groß. Erlernen läßt sich Charisma nicht, es wird einem sozusagen in die Wiege gelegt – oder eben nicht. Charisma kennt übrigens kein Alter. Viele besitzen es bereits in jungen Jahren, aber manche Fünfzigjährige wird niemals eine »Grand Old Lady« sein. Ich kenne Kinder, die bereits im frühen Alter kleine Persönlichkeiten sind – und sogenannte »Persönlichkeiten«, die sich bei näherem Hinsehen als kindisch erweisen.

Jedes Alter hat seine Vorzüge. Darum meine Bitte an Sie: Pflegen Sie Ihre Persönlichkeit, stellen Sie Ihre Eigenarten und Fähigkeiten ins rechte Licht! Vermeiden Sie, ohne eigene Meinung mit dem Strom zu schwimmen! Werden Sie zur Vorbildfrau mit Charisma – und fühlen Sie sich ewig jung!

»Das kann mir nicht passieren!«

Meine Freundin Sabine ist mit einem halbwegs berühmten Regisseur befreundet, den ich eigentlich auch als attraktiven Mann in Erinnerung hatte. Anläßlich ihres Geburtstages sah ich ihn nach langer Zeit wieder – und war entsetzt. Sein Gesicht wirkte so faltig wie eine Landkarte von Arizona, der Glanz aus seinen Augen war verschwunden und sein Haar beängstigend dünn geworden. Zwar wußte ich von Sabine, daß er mit dem Altwerden überhaupt nicht zurechtkam, trotzdem rauchte er weiterhin Kette und ernährte sich von ungesunden Dingen.

Neugierig wie ich von Natur aus nun einmal bin, fragte ich ihn direkt: »Sag mal, hast du denn vor Jahren nicht daran gedacht, etwas mehr Rücksicht auf dein Aussehen und deine Gesundheit zu nehmen?« Seine Antwort warf mich fast um, da der Kerl doch allen Ernstes zu mir sagte: »Ich dachte, die Sache mit dem Altwerden könnte mir nicht passieren!«

So dumm können wohl nur Männer sein. Für den Rest des Abends überließ ich ihn seinem alkoholgetränkten Lamento über das böse Schicksal. Gehen Sie mir bloß weg mit den Kerlen!

Glücksgefühle: Wenn die Männer bloß wüßten …

Zu diesem Thema muß ich wohl keine langen Berichte abgeben. Ein Blick in den Spiegel, wenn wir frisch verliebt sind, sagt mehr als tausend Worte.

Wenn die Herren der Schöpfung doch nur endlich verstehen würden, wie wichtig sie für unser Aussehen sind, wäre vieles unter Gottes Sonne einfacher für uns süße Mäuse.

Meine Freundin Tina bringt es – wie so oft – am besten auf den Punkt: »Glück und somit Jugend wären so einfach, würden die Männer an unserer Seite schon morgens den Mund aufmachen und vielleicht auch mal die berühmten drei Worte über die Lippen bringen!« Wie recht sie hat! Die Kerle sollten tatsächlich in den ersten Augenblicken des Tages nicht mit Komplimenten an uns sparen. Denn gerade nach dem Aufwachen ist unser Gehirn besonders empfänglich für emotionale Botschaften, die unser Selbstbewußtsein stärken und uns so den ganzen Tag über auf Wolken schweben lassen. Eine Frau, die geliebt und begehrt wird, kann mit fünfzig so aussehen wie mit dreißig. Japanische Studien belegen übrigens, daß die Haut von Frauen, die mit Mitte fünfzig noch sexuell aktiv sind, um zehn bis fünfzehn Jahre jünger wirkt.
Aber eigentlich sollten wir wissen, daß wir die Jungs nicht ändern können. Warum glauben wir immer wieder, wir könnten die Männer irgendwie »hinkriegen«?

Meiner Meinung nach liegt das an einem Hormonschub, der uns beim Verlieben überfällt, sozusagen eine chemische

Attacke. So schleppte zum Beispiel meine Freundin Lilo ihren Lothar in unzählige Diskussionsgruppen, um aus dem großen Schweiger einen charmanten Plauderer zu machen. Welch Unterfangen!

Dabei hatten uns unsere Mütter doch immer gewarnt: »Man kann sie nicht ändern!« Irgendwie scheinen wir geglaubt zu haben, daß diese alten Schlachtschiffe sich an Papa abgestoßen hätten und nun eine gewisse Bitterkeit in puncto Beziehung an uns weitergeben wollten. Die Tatsache, daß sie unseren Vater nicht »hingekriegt« hatten, war schließlich nicht zu übersehen. Doch wir wollten es anders machen.

Nach Jahren subtilster und wahrscheinlich raffiniertester Umerziehungstechniken mußte ich mir eingestehen, auf der ganzen Linie versagt zu haben. Also fand ich mich mit dem Gedanken ab, daß man die Kerle entweder so nehmen muß, wie sie sind, oder sie dort bleiben läßt, wo der Pfeffer wächst.

Mit dieser Einstellung lebte ich wirklich gut – bis ich die Geschichte von Helmut hörte. Jawohl, genau jener Helmut, der meine Freundin Ilona jahrelang mit seiner Liebe zum Alkohol und zu Spielsalons sowie Dutzenden von Seitensprüngen an den Rand eines Nervenzusammenbruchs getrieben und den unser Freundeskreis schon längst aufgegeben hatte. Da mußte ich doch tatsächlich hören, er habe bei einem Philosophiekursus an der Volkshochschule (und ich hatte immer gedacht, er wüßte noch nicht einmal, wie man das schreibt) eine freischaffende Künstlerin kennengelernt. Er ist zu ihr aufs Land gezogen, hat mit dem Trinken und seiner Spielsucht abgeschlossen und betet den Boden an, auf dem sie geht. Ob es sich wohl doch lohnt zu versuchen, die Kerle hinzubiegen?

Persönliche Ziele verwirklichen

Nur eine zufriedene Frau sieht schön und jung aus. Haben Sie das auch schon einmal beobachtet? Gerade dann, wenn wir uns selbst nicht mögen, wirken wir verkrampft und dadurch älter. Befindet sich unser Leben im Gleichgewicht und können wir unsere Ziele verwirklichen, sehen wir gleich viel rosiger und dadurch deutlich jünger aus.

Doch was macht persönliche Zufriedenheit aus? Das definiert wohl jede von uns anders. Für die einen ist es Glück, Reichtum oder der Wunsch, berühmt zu werden. Andere finden innere Werte wichtiger, die auch ich mit zunehmendem Alter immer mehr schätzengelernt habe.

Ausgeglichenheit

Jahrelang strebte ich nach Ausgeglichenheit, heute habe ich sie nach diversen erfolglosen Versuchen endlich erreicht. Oder, um es esoterisch auszudrücken: Ich habe meine innere Mitte gefunden.

In jungen Jahren war ich leicht beeinflußbar und schnell aus der Fassung zu bringen. Wenn mir jemand erzählte, ich müsse mich mehr an die gängige Mode halten, rannte ich spätestens eine Stunde später in die nächste Boutique, um den letzten Trends hinterherzuhecheln. Damit habe ich zum Glück aufgehört. Heute weiß ich, daß diese Zeit trotzdem sehr wichtig für mich war und mein Stilempfinden entscheidend geprägt hat. Heute ziehe ich nur an, was mir gefällt. Manchmal gelingt es mir sogar, Trendsetterin zu sein. Das sind dann jene Tage, an denen ich besonders zufrieden mit mir bin!

Man konnte mich damals auch verunsichern, indem man mir Eigenschaften zuschrieb, von denen ich zwar wußte, daß sie auf mich nicht zutrafen, mir aber trotzdem diesen Schuh anzog. Von »arrogant« bis »viel zu schüchtern« reichte die Palette. Doch eines Morgens stand ich auf und sagte meinem Spiegelbild ins Gesicht: »Ich bin nun einmal, wie ich bin, und wer mich so nicht liebt, der ist selbst schuld und wird schon sehen, was er davon hat!« Von diesem Moment an konnten mir dumme Kommentare von »lieben« Mitmenschen nichts mehr anhaben. Als diesen bewußt wurde, daß ich ihnen nicht mehr gerecht werden wollte, versuchten sie auch nicht mehr, mich in irgendeine Schublade zu stecken. Sie können sich vorstellen, wie befreiend das für mich war!

Noch übler verhielt es sich mit den Jungs. Meine Herren, was war ich damals naiv! Mir mußte nur einer ins Ohr hauchen, ich sei die wundervollste Frau für ihn, sofort war ich hin und weg. Schlimmer noch, ich habe es ihm geglaubt! Natürlich war die Enttäuschung vorprogrammiert, da das dicke Ende nie lange auf sich warten ließ. Nicht zuletzt dank meiner Freundin Tina habe ich mir dieses Traumprinzensyndrom mittlerweile abgewöhnt und sehe die Sache mit den Männern heute viel gelassener. Und siehe da, mit dieser Einstellung stellte sich der Mann fürs Leben fast wie von selbst ein. Er ist es übrigens bis heute geblieben!

Eines steht für mich nach all diesen Erfahrungen felsenfest: Die Dinge des Lebens fallen einem eher zu, wenn man nicht alles verkrampft sieht und ein großes Maß an Ausgeglichenheit an den Tag legt. Daher wünsche ich mir, daß es Ihnen genauso ergeht und Sie ebenfalls zu einer buddhistischen Gelassenheit finden – die übrigens eine verjüngende Wirkung auf unseren Teint ausübt, die nicht zu verachten ist!

Wir sollten lernen, Dinge, die man sowieso nicht ändern kann, zu akzeptieren und für die Verwirklichung unserer persönlichen Ziele zu kämpfen. Schauen wir auch über die Fehler anderer hinweg, so gewinnen wir jede Menge neuer Freunde.

Freunde

Mein Bekanntenkreis ist zwar groß, aber wirklich gute Freunde habe ich nur eine Handvoll. Ihnen kann ich blind vertrauen und alles erzählen. Egal, ob ich traurig bin oder die Inspiration in Person – sie sind immer für mich da. Freunde erlauben uns, unser wahres Ich zu zeigen. Aufrichtigkeit stellt die Seele jeder Freundschaft dar.

Ein wirklich guter Freund ist ein seltener Fund, für den wir dankbar sein sollten. Wenn wir einen Menschen haben, der an unserem Leben Anteil nimmt – und wir an seinem –, dann können wir uns glücklich schätzen. Sehen wir unsere Freunde also keineswegs als Selbstverständlichkeit an. Vor allem aber sollten wir sie wissen lassen, wie sehr wir sie mögen. Ein nettes Wort der Anerkennung oder ein Lob zur rechten Zeit erhält jede Freundschaft jung und lebendig!

Humor

Können Sie über sich selbst lachen? Wenn ja, herzlichen Glückwunsch! Sie verfügen über die besten Voraussetzungen, um mit Schwung und Elan durchs Leben zu gehen. Mir tun Menschen leid, die zum Lachen in den Keller gehen und alles stets verbohrt sehen. Die Art von Humor, die ich bevorzuge, ist mit Optimismus gekoppelt und wirkt wie eine Frischzellenkur auf den gesamten Organismus. Auch ein herzliches Lachen fungiert als wundervolle Zwerchfellmassage und durchblutet unseren Teint. Übrigens hat bislang jede Umfrage gezeigt, daß Männer humorvolle Frauen den kalten Beautys vorziehen. Mögen uns das Lachen und der Humor niemals vergehen!

Wenn wir jung und flexibel bleiben möchten, ist dies die wichtigste Voraussetzung überhaupt! Damit meine ich natürlich nicht, daß wir uns jedem unsinnigen Trend anschließen sollen. Vielmehr möchte ich dazu appellieren, Augen und Ohren für die wirklich interessanten Dinge des Lebens offenzuhalten. Dazu gehören nicht nur Äußerlichkeiten wie die letzten News von den Prêt-à-porter-Schauen in Paris oder die neuen Make-up-Farben, sondern auch aktuelle Ergebnisse aus Forschung und Medizin, interessante Reiseziele oder die Verwirklichung von Anregungen aus dem Freundeskreis, die unserem Leben eine neue Dimension geben können.

Wer rastet, der rostet! Dieser althergebrachte Spruch birgt nach wie vor viel Wahrheit. Sicherlich kennen Sie auch jemanden, der bereits vor seinem dreißigsten Geburtstag aufgehört hat zu leben, sprich sich für rein gar nichts Neues mehr interessiert. Das macht mich immer sehr traurig, aber leider trifft man solche Menschen immer häufiger.

Versperren Sie sich nicht den Zugang zu neuen Erfahrungen, die ungeahnte Möglichkeiten in sich bergen können. Auch wer nicht loslassen kann und unerfüllten Träumen hinterherhinkt, dem fällt es schwer, offen und empfänglich zu bleiben und zu sagen: Hier bin ich, was gibt es Neues?

Wir sollten uns übrigens nicht von dummen Kommentaren unserer Umwelt davon abhalten lassen, uns auch für außergewöhnliche Dinge zu interessieren. Es heißt nicht umsonst, daß Menschen, die ihrer Zeit voraus sind, oftmals nur darauf warten müssen, von ihr eingeholt zu werden. Immer wieder habe ich das beobachten können. Daher lasse ich mich selbst von den abenteuerlichsten Ideen nicht abbringen. Vor kurzem habe ich damit begonnen, mich mit der Kabbala, der mystischen Lehre der Juden, zu beschäftigen.

Dies vielleicht als Anregung für Sie, sich ebenfalls für Außergewöhnliches zu interessieren! Es gibt soviel Interessantes zu entdecken: die verlorene Kultur Tibets zum Beispiel, eine spezielle Sticktechnik oder auch die Prophezeiungen des Herrn Nostradamus. Ich bin überzeugt, daß Ihnen bestimmt das Richtige einfallen wird!

Mut

Sollte eines fernen Tages mein Leben verfilmt werden – schließlich weiß man ja nie – so könnte der Titel dieses Streifens lauten: »Mut trieb sie zur Höchstform!«

Tatsächlich ist Mut eine meiner am stärksten ausgeprägten Eigenschaften, und ohne ihn hätte ich bestimmt manche Dinge nie in Angriff genommen. Aber was wäre mir dann alles entgangen!

Ich glaube, Mut hält uns Frauen jung – Angst läßt uns vorzeitig altern. Daher sollten wir uns jeden Tag aufs neue auf unsere Fähigkeiten besinnen!

Zum Schluß noch ein Rat der von mir hochgeschätzten Designerin Vivienne Westwood: »Lebe wild und würdevoll!« Wenn das nichts ist, weiß ich es auch nicht.

Zu guter Letzt möchte ich Ihnen noch etwas aus meiner Zauberkiste auf den Weg mitgeben: Sie sollten keinen Tag vergehen lassen, an dem Sie nicht mindestens einmal den vorüberziehenden Wolken nachgeschaut haben. Diese »Therapie« habe ich mir vor vielen Jahren zur Gewohnheit gemacht. Dabei setze ich jeden Tag mit einer Wolke gleich. Denn so wie die Wolken unterscheiden sich auch die Tage unseres Lebens voneinander.

Die zehn goldenen Regeln

Wie so oft brachte meine Freundin Simone nach Lektüre des Manuskriptes die Sache auf den Punkt: »Sag mal, Ela, jetzt hast du so viele Seiten gefüllt, aber kannst du alles nicht einfach einmal in die berühmten zehn goldenen Regeln fassen?«

Ich griff diese Idee auf, und hier sind nun meine Tips und Tricks:

1. Essen Sie »lebende« Nahrung, 60 Prozent davon sollte Rohkost sein.
2. Keine Mahlzeiten nach 19 Uhr!
3. Trinken Sie zwei Liter Flüssigkeit am Tag, davon einen halben Liter in Form frischgepreßter Säfte.
4. Leben Sie ein maßvolles Leben. Auch wenn es sich langweilig anhören mag, ist es doch für unser Nervenkostüm und den Teint schlichtweg unschlagbar!
5. Denken Sie positiv und lieben Sie sich selbst. Schöne Gedanken, Gefühle und gute Taten wirken Wunder, und unsere Mitmenschen werden es uns danken.
6. Gehen Sie jeden Tag spazieren, am besten abends vor dem Schlafengehen.
7. Finden Sie Ihren inneren Frieden. Gehen Sie Ihren Hobbys nach, pflegen Sie Freundschaften oder werkeln Sie im Garten.
8. Meditieren Sie. Stille bringt uns in Einklang mit der Unendlichkeit.
9. Treiben Sie maßvollen Sport wie Gymnastik, Yoga oder Schwimmen.
10. Bleiben Sie offen für Neues. Das Lesen von Zeitungen, zum Beispiel zu den Themen Kosmetik, Medizin und Mode, hält übrigens auch geistig fit.

Das sind zwar schon zehn Punkte, aber einen Ratschlag möchte ich Ihnen trotzdem noch ans Herz legen:

10a. Verlieren Sie nie Ihren Humor und Ihre Selbstironie. Über sich selber lachen zu können, wirkt Wunder!

13 Hormone, die neuen alten Wundermittel

»Soviel wie nötig, aber so wenig wie möglich!«
Hippokrates

»Männer sind alle hormongesteuert!« stellt meine Freundin Tina immer wieder fest. Ich fürchte, sie hat damit ungemein recht – aber das ist wieder eine andere Geschichte. Das Hormonsystem unseres Körpers verfügt über verschiedene Produktionsstätten: In der Schilddrüse wird das Schilddrüsenhormon gebildet, in der Nebenniere das Adrenalin. Die Thymusdrüse steuert unser Immunsystem, die Bauchspeicheldrüse produziert Insulin, die Zirbeldrüse das Schlafhormon Melatonin, und in den Geschlechtsdrüsen entstehen bei Frauen die Östrogene, bei Männern die Androgene.

Die Hormontherapie gehört mittlerweile zum Standardprogramm bei jeder Anti-Aging-Therapie. Ich möchte jedoch ausdrücklich darauf hinweisen, daß sie in die Hand eines erfahrenen Arztes gehört. Ob fehlende Hormone ersetzt werden sollen, ist selbst unter Medizinern noch umstritten. Ich vertrete die Meinung, daß eine »therapeutische Probe« gerechtfertigt ist, wenn Beschwerden vorliegen. Trotz allem können Nebenwirkungen auftreten. Daher sollten wir uns einem Fachmann anvertrauen, der die Zaubermittel in der richtigen Dosierung einsetzt, um uns so lange wie möglich knackig und frisch zu erhalten.

Östrogen

Östrogene sind für Schönheit, Gesundheit, Leidenschaft und Weiblichkeit verantwortlich. Wie wichtig sie für uns sind, merkt man vielfach erst, wenn sie fehlen. In den Wechseljahren beobachten viele Frauen, wie ihre Haut innerhalb weniger Monate dünner wird, Falten und Altersflecken bekommt. Auch die Haare leiden: Sie werden dünn und sind nicht mehr so prachtvoll wie früher.

In den Wartezimmern der Ärzte kann man immer wieder Plakate, die für eine Hormonersatztherapie werben, entdekken. Tatsächlich wirken Östrogene besonders auf unser Knochensystem. Sie unterdrücken den Knochenabbau und stimulieren alle Vorgänge, die den Kalziumeinlagerungsprozeß begünstigen. Dadurch schützen sie vor Osteoporose.

Mit den Sexualhormonen der Frau lassen sich häufig Wunder bewirken. Die verjüngende Kraft der Östrogene setzt innerhalb kürzester Zeit ein.

Daß Östrogene auch unser Gehirn jung erhalten, fanden Forscher zuerst in Amerika heraus. In Altenheimen, in denen Östrogene verabreicht wurden, starben weitaus weniger Patienten an Alzheimer als in anderen. Wenig später entdeckte man, daß Östrogene jene Stoffwechselvorgänge im Gehirn unterstützen, die für das normale Funktionieren des zentralen Nervensystems von großer Bedeutung sind.

Gerade bei Östrogenen ist die Dosierung von größter Bedeutung. Sie wurde in der Vergangenheit häufig falsch eingeschätzt, und daher kam die Behandlung mit Östrogenen ins Gerede. Der positive und segensreiche Effekt läßt sich nur garantieren, wenn der von der Natur vorgegebene Dosisbereich penibel eingehalten wird. Er liegt zwischen 50 und 200 pg/ml Blutserum. Wir Frauen wissen aber meist selbst am besten, ob eine Östrogenzufuhr sinnvoll ist oder nicht. Die häufigsten Symptome eines Östrogenmangels sind Schlaflosigkeit, depressive Verstimmungen und Hitzewallungen. Bei vielen Frauen stellen sich auch noch Haarausfall, Trockenheit der Haut und Gelenkbeschwerden ein. Zumeist verordnen Ärzte

Östrogene in Tablettenform. Aber auch als Salbe oder Gelee kommt Östrogen bei Gelenkbeschwerden zum Einsatz.

Östrogene sind, wenn sie richtig und unter ärztlicher Aufsicht eingesetzt werden, für die betroffenen Frauen ein Segen. Falsch dosiert und ohne fachärztliche Beratung eingenommen, können sie sich schnell zum Fluch entwickeln.

Progesteron

Das Gelbkörperhormon Progesteron ist das zweite Geschlechtshormon des weiblichen Körpers. Es wird im Eierstock gebildet, fungiert als Gegenspieler des Östrogens und zeichnet sich durch ein enormes Wirkungsspektrum aus. Früher dachte man, es sei nur zur Erhaltung der Schwangerschaft da. Heute weiß man, daß Progesteron hilft, Nervenzellen zu erneuern, den Wasserhaushalt des Gewebes zu steuern und den Kollagengehalt unserer Zellen zu regulieren. Ferner übt es eine beruhigende Wirkung auf das Gehirn aus: ein echter Alleskönner also.

Viele Frauen leiden unmittelbar vor den Tagen unter einem Wasserstau. Daran ist ein Hormon der Nebenniere schuld – das Aldosteron. Diesem wirkt Progesteron erstaunlich effizient entgegen. Meine Freundin Monika litt an den Tagen vor den Tagen immer unter Verstimmungen und unter Spannungsschmerzen in der Brust. Hier schaffte Progesteron Abhilfe. Gott sei Dank, möchte ich sagen, denn man konnte sie an diesen Tagen sonst schwer ertragen. Progesteron muß man übrigens nicht täglich nehmen. Zehn Tage vor der zu erwartenden Regel reichen völlig aus, um den heilenden Effekt zu erzielen.

Bei Progesteron in Tablettenform ist es problematisch, daß es von den Verdauungssäften rasch absorbiert wird und so seine Wirkung verfehlt. Deshalb entwickelte man Substanzen, die dem Progesteron verwandt sind: die Gestagene. Über die Vagina kann der Körper biologisch reines Progesteron in Form von Zäpfchen gut aufnehmen.

Schlucken Sie die Pille und leiden seitdem unter Venenbeschwerden, Besenreisern, Krampfadern oder Spannungsschmerzen in der Brust? Dann habe ich eine gute Nachricht für Sie: das Gelbkörperhormon kann in diesen Fällen direkt als Gel auf die betroffenen Stellen aufgetragen werden. In den meisten Fällen verschwinden die Beschwerden bereits nach kurzer Zeit.

Androgen

Man spricht häufig auch vom »männlichen Hormon«, obwohl das nicht ganz richtig ist. Auch Frauen produzieren nämlich Androgen, und zwar im Eierstock und den Nebennieren. Es kommt im weiblichen Körper sogar tausendmal häufiger vor als Östrogen, das eigentlich als weibliches Hormon schlechthin gilt.

Frauen, die zu Orangenhaut oder generell zu Bindegewebsschwäche neigen, leiden an einem Mangel an Androgen. Eine Blutuntersuchung bringt hier Aufschluß. Bei einer Substitution mit Androgen ist jedoch Vorsicht geboten, da eine Überdosierung zu einer Vermännlichung der Frau führt. Bleibt man im Bereich, den die Natur vorgibt, sollten sich keine negativen Nebenwirkungen einstellen. Androgen wird als Tablette, Kristall und über die Haut als Salbe zugeführt.

Melatonin

Wenn es einen Jungbrunnen gibt, dann befindet er sich zwischen unseren Ohren: in Form einer winzigen, konisch geformten Drüse mitten im Gehirn namens Zirbeldrüse (Epiphyse). Hier entsteht das Melatonin.

Forschungen zeigen, daß Melatonin die Uhr des Alterns kontrolliert und daß es uns dabei hilft, den Alterungsprozeß zu verlangsamen.

Die Bildung des Melatonins wird zum großen Teil durch den Hell-Dunkel-Rhythmus des Tages gesteuert. Die abends einsetzende Dämmerung ist ein Signal für den Körper, mit seiner Melatoninproduktion zu beginnen. Wenn wir also am Abend so müde sind, daß uns noch nicht einmal Antonio Banderas wachhalten könnte, so ist das die Folge des Melatonins, das in unseren Blutkreislauf ausgeschüttet wurde. Während wir in süßen Träumen schwelgen, verlangsamt das Melatonin die Herzfrequenz und die Verdauung. So kann unser Körper in aller Ruhe seine nächtliche Reparaturarbeit erledigen, die es uns ermöglicht, am Morgen wieder rosig und unwiderstehlich zu erwachen.

In Amerika bekommt man Melatonin in jedem Supermarkt, bei uns nur gegen ärztliches Rezept. So ist es auch in Holland, wo es anfangs frei verkäuflich war.

Aber wir können einiges tun, um unsere körpereigene Melatoninproduktion zu steigern. Abends sollten wir auf üppiges Essen, Alkohol und Nikotin verzichten, da dies alles aufputscht. Wenn wir abends ins Bett steigen, sollte sich unser Körper völlig auf die Produktion des Schlafhormons konzentrieren können. Neueste Forschungen haben ergeben, daß durch den Genuß von Tomatensaft der Melatoninspiegel im Blut angehoben werden kann. Geben Sie einen Spritzer Worcestersauce in den Tomatensaft, dann wird er zu einem kleinen kulinarischen Höhepunkt!

Da Melatoninpräparate in Deutschland nicht frei erhältlich sind, habe ich nach Ausweichmöglichkeiten gesucht. Ich entdeckte, daß es in der Apotheke eine Körperlotion, die Melatonin enthält, gibt: »Melatonin Cont'Pure«. Da unser Körper Stoffe auch über Haut aufnehmen kann, sollten wir uns dieses Wirkprinzip zunutze machen. Cremen Sie sich eine Stunde vor dem Schlafengehen mit »Cont'Pure« ein, und einer verschönenden Nachtruhe sollte nichts mehr im Wege stehen. Netter Nebeneffekt: Jede Menge anderer Pflegestoffe sorgen dafür, daß wir am nächsten Morgen mit einer seidenweichen Haut erwachen. Was für ein Start in einen neuen, aufregenden Tag!

DHEA

Das Dehydroepiandrosteron, das wegen seines wahrlich komplizierten Namens kurz DHEA genannt wird, gilt als Anti-Streßhormon des Körpers und hält das klassische Streßhormon Kortison in Schach. DHEA wird wie das Kortison in der Nebenniere gebildet und schaltet unseren Körper auf Sparflamme, wenn keine großen Aktivitäten gefordert sind.

Im Alter nimmt die körpereigene Produktion des DHEA ab. Das führt dazu, daß der Körper schlechter Fett abbauen beziehungsweise seine Ansammlung schlechter verhindern kann. Dagegen hilft eine Substitution mit DHEA.

In der Altersforschung wird die Behandlung mit DHEA wohl eines Tages eine besondere Stellung einnehmen, zumal es auch positive Auswirkungen auf das Herz, die Nerven- und Hirnzellen sowie das Immunsystem hat. Bei dreißig- bis vierzigjährigen Menschen kommt es in einer Konzentration von 2 bis 6 µg/ml vor, im Alter sinkt sie oft unter 1 µg/ml. Schon dieser Mengenverlust macht eine DHEA-Zufuhr sinnvoll, um Altersbeschwerden vorzubeugen. Ähnlich wie andere Hormone kann es in Kapselform zugeführt werden, wobei in den meisten Fällen 30 mg pro Tag genügen, um das Defizit auszugleichen. Die richtige Dosierung kann problemlos durch eine Blutuntersuchung festgestellt werden. Gelegentlich wird das DHEA auch als Salbe aufgetragen. Man umgeht so eine eventuelle Belastung der Leber und nützt gleichzeitig den fettmobilisierenden Effekt dieses Hormons. Die Salbe wird an jenen Stellen aufgetragen, an denen man das Fettgewebe verringern möchte.

Wachstumshormon

Nick Nolte ist wohl der prominenteste Anhänger einer Behandlung mit Wachstumshormonen. In einem Interview beschrieb er, wie eine Zufuhr dieses Hormons seine Muskeln und seine Haut straff erhält.

Das Wachstumshormon mit der medizinischen Bezeichnung Somatotropin (STH) reguliert das Wachstum unserer Organe. Gebildet wird es in der Hirnanhangsdrüse.

Lange Zeit war seine Aufgabe unklar, heute wissen wir um seine Wichtigkeit. Es fördert den Einbau von Aminosäuren in die Zellen und steuert somit alle Prozesse, die zum Aufbau unseres Körpers wichtig sind. Ein Mangel an Wachstumshormonen führt zu einem Anstieg der Fettmasse des Körpers – ein ähnlicher Effekt, wie wir ihn beim DHEA kennengelernt haben. Ein übermäßiger Fettansatz und die Degeneration des Muskelgewebes sind erste Anzeichen eines Mangels an Wachstumshormonen.

Die Einnahme von Somatotropin soll die Funktionen der Organe verbessern, so wird zum Beispiel der Herzmuskel positiv angeregt. Auch die Spannkraft unserer Haut läßt sich durch STH steigern, da es die Verbindungsproteine unterstützt, indem es den Zellverbund stärkt und zwischen den einzelnen Zellen Wasser bindet. Dadurch bekommt das Gewebe ein glatteres Aussehen, der Gewebsdruck steigt, und die Festigkeit der Haut nimmt sichtbar und meßbar zu.

Die Hauptsymptome eines STH-Mangels sind Müdigkeit, Fettzu- und Muskelabnahme. Aber auch seelische Veränderungen wie depressive Verstimmungen weisen auf ein Defizit hin.

Die körpereigene Produktion an Wachstumshormonen läßt sich übrigens durch die bereits erwähnte »Dinner-Cancelling-Methode« steigern, da ein niedriger Blutzuckerspiegel zu einer verstärkten Ausschüttung führt. Auch Sport am Abend hat einen positiven Effekt!

Das Miranda-Syndrom

Als bestes Beispiel für die Wirkung von Hormonen kann meine Freundin Miranda gelten. Sie ist eine typische Holländerin: goudablond, blauäugig und mit einer Oberweite versehen, die jeden Mann umhaut. Ich halte sie für eine der schönsten Frauen, die ich je gesehen habe. Die Sache hat nur einen Haken: Sie gehört erst seit fünf Jahren dem weiblichen Geschlecht an! Schon als Kind wußte sie, daß sie im falschen Körper steckt. Deshalb hat sie diesen Fehler der Natur mit Anfang Zwanzig mittels einer Geschlechtsumwandlung korrigieren lassen.

Anhand dieser für mich hochinteressanten Fallstudie konnte ich die Wirkung von Hormonen studieren. Mirandas Behandlung begann damit, daß ihr ein Jahr vor der Operation weibliche Hormone gespritzt wurden. Dadurch bekam sie eine weichere Stimme, eine traumhafte Haarpracht, und ihr Busen begann zu wachsen. Nach der Operation nahm sie die Pille und ein Medikament, das die männlichen Hormone abblockt, die trotz der Amputation der Hoden noch immer in der Nebennierenrinde gebildet werden – wie übrigens bei jeder »normalen« Frau auch. Im ersten Jahr sah sie einfach umwerfend aus. Ihre Figur nahm nach und nach weibliche Formen an, und ihre Haut wurde beneidenswert feinporig.

Eines Tages kam das böse Erwachen. Miranda gingen verstärkt die Haare aus, doch es ließ sich kein Grund dafür erkennen. Irgendwann kamen wir dahinter, daß der Hormonblokker dem Körper Kalzium entzog – und damit natürlich auch den Haaren und Nägeln. Also nahm sie fortan eine Tagesdosis von tausend Milligramm Kalzium zu sich, und tatsächlich verbesserte sich der Zustand ihrer Haare. Diese Hormonblokker sind übrigens dafür verantwortlich, daß viele Transsexuelle nach einigen Jahren an der gefürchteten Osteoporose leiden.

Einige Zeit später stellte sich bei Miranda eine Cellulite ein, dabei hatte sie gedacht, davon verschont zu bleiben. Von nun stand jeden Abend Gymnastik auf dem Programm.

Obwohl es noch nicht offiziell ist, verrate ich Ihnen, daß sie mittlerweile den Mann ihres Lebens kennengelernt hat: Raúl, einen glutäugigen Spanier. Was für ein schönes Paar: sie so blond und er mit seinen dunklen Locken! Die beiden werden in Kürze in Barcelona heiraten. Na, wenn das nicht wieder einmal ein passender Anlaß ist, sich ein neues Mugler-Kostüm zu kaufen!

Sie sehen, daß es durchaus möglich ist, einen Menschen mittels Hormonen völlig »umzukrempeln«. Aber noch einmal meine Bitte: Eine Hormonbehandlung – welcher Art auch immer – gehört in jedem Fall in die Hand eines erfahrenen Arztes!

14 Sport in Maßen, nicht in Massen

»Die einzige Fitneßübung, die ich heute noch absolviere, besteht darin, hinter den Särgen der Freunde herzugehen, die Fitneß gemacht haben.«
Peter O'Toole, Schauspieler

Zugegeben: ich bin total unsportlich. Lediglich zwei Umständen verdanke ich es, daß es noch nicht zu schlimmeren Ausfällen gekommen ist: Zum einen habe ich ein gutes Bindegewebe geerbt, zum anderen kann ich mich bei all den vielen begabten Musikern wie George Michael & Co. herzlich dafür bedanken, daß mir ihre Rhythmen so in die Beine gehen und ich meine Muckis alle paar Wochen auf den Tanzflächen der diversen Tanzpaläste trainiere. Das war es dann aber auch schon mit meinen sportlichen Ambitionen, ich bin ja schon stolz wie Oskar, wenn ich mich dazu aufraffen kann, einmal in der Woche schwimmen zu gehen. Der abendliche Spaziergang geht mir da schon um einiges leichter von der Hand – oder soll ich sagen Fuß? Aber es ist nun einmal eine Tatsache, daß wir unsere Muskeln trainieren müssen, wenn wir in Form bleiben wollen. Doch die Medaille hat natürlich auch eine Kehrseite (was ich als Unsportliche natürlich nicht ungern betone!), da man auch zuviel des Guten tun kann – und damit das Gegenteil erreicht.

Freie Radikale durch radikalen Sport

Ist es Ihnen auch schon einmal aufgefallen, daß viele Leistungssportler bereits in jungen Jahren ziemlich »gesichtsalt«

aussehen? Das kommt daher, daß unser Körper durch übertriebene sportliche Betätigung vermehrt freie Radikale bildet. Welch verheerenden Auswirkungen diese auf unser Aussehen haben, wissen wir ja nun. Sicherlich kennen auch Sie diese ausgemergelten Dauerjogger, die mit hängender Zunge durch den Park wetzen. Zugegeben, Figurprobleme haben sie nicht, doch ihre Gesichter sehen oft sehr ausgezehrt aus. Man fragt sich, wie gesund Sport tatsächlich ist, ob er nicht eigentlich den Alterungsprozeß beschleunigt, und warum die Gesichter einiger Spitzensportler oft bis zu einem Lebensjahrzehnt älter wirken, als es ihrem biologischen Alter entspricht.

Hatte Winston Churchill mit seinem Ausspruch »No sports!« vielleicht doch Recht? Ist Sport tatsächlich Mord?

Die Antwort auf diese Fragen gestaltet sich einfach: Kein Sport ist falsch, zuviel Sport ist falscher. Die freien Radikale, die sich beim Sporttreiben vermehrt bilden, belasten das Gewebe, zerstören das Kollagen der Haut und hinterlassen bei ihrem Zerstörungswerk unübersehbare Spuren. Erst kürzlich lernte ich eine junge Frau kennen, deren Lebensinhalt das Free-Climbing war. In jeder freien Minute stieg sie auf alle Berge, die ihr in die Quere kamen. Die Kombination von körperlicher Überlastung und ungeschützter Haut bei Wind und Wetter hatten aus ihr eine vorzeitig gealterte Frau gemacht: Obwohl erst Mitte Zwanzig, wäre sie glatt für Anfang Vierzig durchgegangen.

Auf die sanfte Tour

Bei unseren sportlichen Aktivitäten sollten wir den berühmten Mittelweg einschlagen, der unseren Körper auf der einen Seite in Form hält, uns aber andererseits nicht völlig und ständig auspowert. Im folgenden finden Sie einige sanfte Methoden der körperlichen Betätigung.

Yoga ist älter als alle Fitneßmethoden der Welt. Nie wurde es durch etwas Besseres ersetzt. Wenn Sie allerdings glauben, dieser »indische Kram« sei nur etwas für »Om«-summende Esoteriker, irren Sie sich gewaltig.

Yoga macht schön, das ist klar. Dabei ist das aber noch nicht einmal das erklärte Ziel dieser Methode, die zu geistiger, seelischer und körperlicher Ausgeglichenheit führt und als Endziel die Erleuchtung sieht. Als Folge des regelmäßigen Übens stellt sich ebenfalls körperliche Anmut ein: Gelöste Bewegungen und harmonische Proportionen zeugen vom Erfolg der manchmal nicht immer einfachen Stellungen. Ferner werden falsche Atemmuster korrigiert und die Sauerstoffversorgung der Haut verbessert, was sich in einem rosigen Teint zeigt. Nach indischem Verständnis wirken Yoga-Übungen auch auf den »feinstofflichen« Körper, dadurch verändert sich unsere Ausstrahlung. Einen Yogi erkennt man sofort an seinen klaren Augen und seinem offenen Gesicht.

Natürlich kennen wir alle die spektakulären Fotos von Yogis, die sich in akrobatischen Stellungen verschrauben oder auf dem Kopf stehen, aber keine Angst, Yoga ist ein Weg vieler kleiner und sanfter Schritte. Die meisten Haltungen gibt es in leichten und schwierigen Varianten. Yoga verfolgt man nicht ehrgeizig. Im Gegenteil, unser westliches Leistungsdenken und die Sucht, alles besser als andere machen zu wollen, werden durch ein Akzeptieren der eigenen Grenzen ersetzt. Der Umstand, daß man den Lotussitz nicht einnehmen kann, sollte einen nicht vom Yoga abhalten. Yoga ist nicht etwas, das man eines Tages kann, denn es gibt immer wieder Neues zu entdecken auf dem Weg zu unerreichbarer Perfektion.

Yoga macht uns auch glücklicher. Schon die ersten Yoga-Meister betrachteten Kummer als großes Hindernis auf dem

Weg zur Erleuchtung. Doch Kummer verschwindet durch regelmäßiges Üben schnell. Auch moderne EEG-Aufzeichnungen zeigen, daß sich die Gehirnaktivität beim Üben positiv verändert, wobei Yoga weder aufputscht noch in Trance versetzt, uns dafür aber ausgeglichener und geistig wacher werden läßt. Und das sind die besten Voraussetzungen für Zufriedenheit und somit für ein jüngeres, entspannteres Aussehen.

Allerdings sollten Sie nicht allein damit beginnen, sondern sich einen Lehrer suchen oder sich einer Gruppe Gleichgesinnter anschließen. Ob es sich um einen Kurs an der Volkshochschule oder ein Institut, das sich dieser indischen Turnerei verschrieben hat, handelt, ist eigentlich egal. Hauptsache, Sie haben Spaß und finden eine gute Atmosphäre vor. Der Erfolg stellt sich dann von selbst ein.

Die fünf Tibeter

»Wo hast du denn diese Jungs schon wieder kennengelernt?« stöhnte meine liebe Mutter, als sie zum erstenmal davon hörte. »Einer hätte doch wohl auch gereicht, oder?« Wie beruhigt war sie, als ich ihr erzählte, daß es sich bei den »fünf Tibetern« um eine Reihe von speziellen Übungen aus einem Kloster in Tibet handelt, die auf ihre besondere Weise jung erhalten.

Peter Kelder berichtete in seinem 1939 erschienenen Buch »The Eye of Revelation« (zu deutsch etwa »Das Auge der Offenbarung«) die Geschichte von Colonel Bradford.

Dieser sichtlich gealterte Mann machte sich auf die Suche nach dem Jungbrunnen, den er in einem buddhistischen Kloster namens Shangri-La irgendwo im fernen Tibet vermutete. Er wurde tatsächlich fündig und kehrte mit fünf Übungen im Gepäck nach Amerika zurück. Er sah um Jahre verjüngt aus, so daß Peter Kelder seinen alten Freund Colonel Bradford auf den ersten Blick nicht wiedererkannte.

Die beiden gründeten den »Himalaya-Club« und verzeichneten große Erfolge durch das Exerzieren dieser fünf leichten Übungen. Obwohl Kelder sein Buch 1947 in einer überarbeiteten Version erneut auf den Markt brachte, geriet es bald in Vergessenheit – bis ein deutscher Verleger 1988 dieses Werk in einem Buchladen in Santa Fe entdeckte und es in Deutschland unter dem Titel »Die fünf Tibeter« herausbrachte. Ein Bestseller war geboren – fast fünfzig Jahre nach seiner Erstveröffentlichung!

Die tibetischen Lamas nennen die fünf Übungen auch Riten. Sinn der fünf Übungen ist die Aktivierung der sieben Chakren, der »Lebenswirbel«, die sich gemäß der buddhistischen Lehre in folgenden Körperteilen befinden:

1. Wurzel-Chakra: am unteren Ende der Wirbelsäule
2. Sakral-Chakra: unterhalb des Bauchnabels
3. Solarplexus-Chakra: zwischen Bauchnabel und dem unteren Rippenbogen
4. Herz-Chakra: in der Mitte der Brust
5. Hals-Chakra: im Hals
6. Stirn-Chakra: zwischen den Brauen (auch drittes Auge genannt)
7. Scheitel-Chakra: auf dem Schädeldach

Diese »Wirbel« drehen sich bei einem gesunden Menschen in der gleichen Geschwindigkeit. Bei kranken oder alten Menschen ist dies nicht mehr der Fall. Daher muß man, um Jugend und Gesundheit wiederzugewinnen, diese Energiezentren dazu bringen, sich wieder normal zu drehen. Hier setzen die fünf Übungen an, die alle supereinfach zu praktizieren sind.

Der erste Ritus

Um die Drehgeschwindigkeit der Wirbel zu beschleunigen, stellt man sich mit seitlich ausgestreckten Armen hin und dreht sich um die eigene Achse. Wichtig dabei ist die Drehrichtung, die im Uhrzeigersinn erfolgen sollte. Es ist normal, wenn Ihnen anfangs schwindelig wird, daher drehen Sie sich nur so oft, wie Sie es ertragen können. Bereits nach einigen Tagen werden Sie merken, daß Sie sich immer öfter drehen können. Steigern Sie sich so langsam, wie Sie es für richtig halten. Überhaupt sollten Sie sich bei allen Übungen wohl fühlen und Ihr eigenes Tempo herausfinden.

Der zweite Ritus

Legen Sie sich flach auf den Rücken, Ihre Hände ruhen locker neben Ihrem Körper. Ziehen Sie nun den Kopf an die Brust, und heben Sie die Beine in die Höhe wie bei der guten alten »Kerze«, dabei atmen Sie tief ein. Wenn Sie den Kopf und die Beine wieder senken, atmen Sie aus.

Der dritte Ritus

Bei dieser Übung knien Sie auf dem Boden, wobei Sie sich auf die aufgestellten Zehen stützen. Stützen Sie die Oberschenkel von hinten mit den Händen ab. Nun neigen Sie den Oberkörper nach hinten, wobei der Kopf im Nacken aufliegt. Füllen Sie Ihre Lungen dabei, so gut es geht, mit Luft. Wenn Sie wieder nach vorne kommen, atmen Sie tief aus.

Der vierte Ritus

Die vierte Übung sieht schwierig aus, ist aber einfach und dehnt nebenbei unsere Muskeln. Setzen Sie sich bequem auf den Boden, und stützen Sie sich auf den Handflächen ab, die Fingerspitzen zeigen nach vorn. Jetzt lassen Sie den Kopf nach hinten sinken. Heben Sie gleichzeitig den Körper, so daß sich die Knie beugen, während die Arme gestreckt bleiben. Der Rumpf bildet mit den Oberschenkeln eine gerade Linie, parallel zum Boden. Spannen Sie nun für einen Moment jeden Muskel Ihres Körpers an. Wenn Sie wieder in die ursprüngliche sitzende Stellung zurückkehren, entspannen Sie Ihre Muskeln und ruhen sich einen Moment aus, ehe Sie den Ritus wiederholen.

Der fünfte Ritus

Legen Sie sich mit ausgestreckten Beinen auf den Bauch, das Gesicht zum Boden gewandt. Nun stützen Sie sich auf die Handflächen und heben den Oberkörper an, die Füße sind auf die Zehen gestützt. Nachdem Arme und Beine gestreckt sind, heben Sie das Gesäß an und arbeiten sich mit den Händen in Richtung Füße vor. Ihr Körper ist in der Hüfte so gebogen, daß er ein umgedrehtes V bildet. Das ist auch schon alles, und Sie können in die Ausgangsposition zurückkehren.

Als ich mit dieser tibetischen Verjüngungsgymnastik begann, habe ich in der ersten Woche jeden Ritus dreimal hintereinander durchgeführt. Man sollte sich langsam steigern, bis man problemlos bei einundzwanzig Durchgängen angelangt ist. Vielleicht sind Sie bereits nach zehn Wochen soweit, es kann aber auch länger dauern. Wie bereits gesagt, sollte das persönliche Wohlbefinden immer im Vordergrund stehen.

Noch ein Tip von meinem »Guru«: Bei allen Übungen sollten Sie den Mund leicht geöffnet halten, um unnötigen Druck auf die Schilddrüse zu vermeiden!

Für diese sanfte Art des Sports kann selbst ich mich begeistern. Bereits nach kurzer Zeit des Praktizierens werden Sie die Tibeter nicht mehr missen wollen. Übrigens, wenn Sie bereits ein Fitneßprogramm haben, ist dies kein Problem. Hängen Sie die fünf Tibeter einfach an, oder integrieren Sie sie anderweitig. Sie sollten lediglich darauf achten, alle fünf Riten hintereinander durchzuführen.

Spazierengehen

Das hört sich zu einfach an, meinen Sie? Mag sein, aber für so unsportliche Mäuse wie mich ist ein Gang durch den Park immer noch eine akzeptable Lösung – von den vielen knackigen Skatern, die meinen Weg dabei kreuzen, einmal ganz zu schweigen!

Es ist völlig egal, zu welcher Tageszeit wir uns nach draußen begeben. Ein Spaziergang stellt immer eine Wohltat für unsere Haut und unsere Befindlichkeit dar. Zwischen Abendessen und dem Zubettgehen absolviert, nutzen wir die Steigerung der körpereigenen Hormonproduktion am besten aus. Falls es möglich ist, wählen Sie eine Route, bei der man möglichst wenig von Autoabgasen belästigt wird.

Selbst ein Regenschauer sollte uns von den täglichen Rundgängen nicht abhalten. Der Spruch, daß es kein schlechtes Wetter, sondern nur unzweckmäßige Kleidung gibt, stimmt nach wie vor. Vielleicht tröstet Sie ja die Tatsache, daß Joan Collins wegen des teintfreundlichen Londoner Regens von Los Angeles nach »good old Britain« gezogen ist.

15 Ayurveda: Der indische Weg

»Niemand kann glücklich oder gesund sein, wenn er nicht im Gleichgewicht ist.«
Deepak Chopra, indischer Weiser

Wissen aus dreitausend Jahren

Anläßlich eines Fotoshootings flog ich Anfang der achtziger Jahre zum ersten Mal nach Indien. Dort war ich für eine Reportage über den Nehru-Look gebucht und sehr gespannt, was mich erwartete. Beim Stichwort Indien fielen mir spontan auf Nagelbrettern sitzende Yogis und heilige Kühe ein.

Tatsächlich stieß ich in Indien auf recht merkwürdige Dinge, besonders fiel mir aber auf, wie gepflegt die Haut der Einheimischen aussah. Ein Grund hierfür war zweifellos die alte indische Heillehre, das Ayurveda. Das ist eine mehr als dreitausend Jahre alte Anleitung für ein harmonisches Leben, das im Einklang mit den kosmischen Gesetzen steht. Noch heute praktiziert rund die Hälfte der indischen Ärzte nach dieser Methode.

Ayurveda geht davon aus, daß das Leben aus fünf Elementen zusammengesetzt ist: Raum, Luft, Feuer, Wasser und Erde.

Die Elemente selbst sind unbelebt, aber in Kombination erzeugen sie drei Prinzipien, die unserem ureigenen Charakter zugrunde liegen. Ayurveda unterscheidet drei Charaktertypen (Doshas), je nachdem, welche der Elemente sich bei uns manifestiert haben:

- Vata als Kombination von Raum und Luft,
- Pitta als Kombination von Feuer und Wasser,
- Kapha als Kombination von Wasser und Erde.

Die individuellen Mischverhältnisse sind für unseren Körper- und Hauttyp ausschlaggebend. Mit vielen Arzneien, angerührt aus Pflanzen, Mineralien und Ölen, verbunden mit Fastenkuren, Yoga, Musiktherapie und Meditation lassen sich die drei Grundtypen positiv beeinflussen. Ein ayurvedischer Arzt stellt seine Diagnosen mit allen Sinnen: Er schmeckt, riecht, fühlt, sieht und hört.

Sicherlich werden Sie sich neugierig fragen, zu welchem der drei Ayurveda-Charakteren, die auch Doshas genannt werden, Sie gehören. Daher wollen wir uns die drei unterschiedlichen Typen der ayurvedischen Lehre genauer ansehen.

Die Vata-Frau: Raum und Luft

Die Vata-Frau hat eine dünne, feinporige Haut, die immer leicht kühl und trocken ist. Ihre Gesichtszüge sind fein und zart. Sie hat ein hohes Jochbein, die Knochen stehen im Gesicht gern hervor. Ihr Körper ist schlank und feingliedrig.

Sie zeichnet sich durch Phantasie und Kreativität aus und fängt alles mit Begeisterung an. Das gilt auch für Liebesangelegenheiten: Sie ist schnell entflammt und bindungsbereit. Allerdings fehlt es ihr oftmals an Durchhaltevermögen, was ihr häufig den Ruf einbringt, launisch zu sein. Ihr aktiver Verstand erfaßt Neues in Windeseile, aber genauso schnell vergißt sie alles wieder.

Sie haßt eine laute Umgebung sowie kaltes und windiges Klima. Wenn es ihr schlechtgeht, wird sie besorgt und ängstlich. Ihr Appetit nimmt ab. Für ihre empfindliche Seele gibt es nichts Schlimmeres als eine barsche Stimme oder eine derbe Sprache, wohingegen sie nichts mehr beruhigt als eine sanfte Berührung oder ein liebes Wort zur rechten Zeit. Die Haut der Vata-Frau neigt zur Trockenheit.

Die Pitta-Frau: Feuer und Wasser

Stellen Sie sich ein loderndes Feuer vor: Wenn es wütet, fliegen die Funken, und kaum etwas kann seinen Weg aufhalten. Furchtlosigkeit und Zielstrebigkeit gehören zu den hervorstechenden Eigenschaften der Pitta-Frau, die zumeist von einer feurigen Schönheit ist: Ihre Augen sind durchdringend, die Lippen wohlgeformt, wobei ihr Gesicht oftmals scharfe Konturen aufweist. Ihr Körper ist wohlproportioniert, nicht selten auch kurvenreich, was so manchem Mann den Atem verschlägt.

In der Liebe ist sie – wie in vielen Dingen – heißblütig. Ihr Verlangen ist genauso stark wie ihre Leidenschaft und ihre Willenskraft, denn sie weiß stets, was sie will. Ist sie glücklich, kann niemand herzlicher oder liebreizender als sie sein. Unter Druck wird sie allerdings reizbar und wütend. Heißes Wetter, scharf gewürzte Speisen und Stimulanzien aller Art verstärken diese negativen Charaktereigenschaften und lassen sie schnell aus der Balance geraten.

Ihr Lebensmotto sollte daher lauten: »Alles in Maßen.« Ansonsten entwickelt sie sich zur klassischen Streßpersönlichkeit. Ihr rosiger Teint neigt dann zu Ausschlägen, brennenden Ekzemen und Allergien. Die Pitta-Frau sollte in diesem Fall ihrer Schönheit zuliebe alles unternehmen, um zu ihrer Ausgeglichenheit zurückzufinden.

Die Kapha-Frau: Wasser und Erde

Mit ihrer üppigen Figur könnte die Kapha-Frau einem Gemälde von Rubens entstiegen sein. Ihr fülliges Gesicht ist viereckig oder rund. Sie hat Wangen, in die man hineinkneifen möchte.

Zu ihren guten Eigenschaften zählen Ruhe, Zuverlässigkeit und ein brillantes Gedächtnis. In der Liebe ist sie vorsichtig. Hat es jedoch einmal richtig gefunkt, ist sie ehrlich und beständig. Zwar verliebt sie sich nicht schnell, aber wenn, dann für immer. Nach einer Enttäuschung hat sie große Schwierigkeiten, ihr Leben wieder in den Griff zu bekommen. Wenn sie nichts gegen ihren Kummer unternimmt, entwikkelt er sich leicht zu einer ausgewachsenen Depression, und ihre ohnehin mollige Figur neigt dann dazu, Pfunde zuzulegen.

Natürlich tritt keines dieser drei Doshas in Reinform auf. Zumeist handelt es sich um eine Kombination von zweien, wobei aber meist eines dominiert. Nur in seltenen Fällen kommt es zu einer Kombination aus allen dreien.

Wenn Sie sich näher mit Ayurveda beschäftigen möchten und verstanden haben, wie wichtig eine ganzheitliche Sicht von Gesundheit und Schönheit ist, können Sie sich an die Deutsche Gesellschaft für Ayur-Veda e. V. wenden. Dort wird man Ihnen gerne nähere Informationen geben.

Meditation: die innere Einkehr

Raus aus dem Alltag, entspannen und dabei auch noch etwas für unser jugendliches Aussehen tun? Kein Problem mit Meditation.

Mittlerweile ist auch die Schulmedizin der Meditation auf der Spur. In New York soll zum Beispiel ein ehrgeiziges Projekt realisiert werden: Man will erproben, wie regelmäßiges Meditieren Krankheiten lindern oder sogar heilen kann. Erste Ergebnisse muten wie kleine Wunder an. Als sicher gilt bereits jetzt, daß fortgeschrittene Meditierende ihre Willenskraft nutzen können, um Körperfunktionen zu beeinflussen, von denen man traditionell annahm, sie seien der bewußten Kontrolle entzogen. So gelingt es ihnen zum Beispiel, die Temperatur einzelner Körperteile um mehrere Grad Celsius zu verändern. Sie können ihren Blutdruck senken, ihre Hirnstrommuster in auffälliger Weise manipulieren und sogar anregende Impulse an die Zellen ihres Immunsystems senden.

Die medizinisch meßbaren Wirkungen der Meditation beruhen auf der Fähigkeit des Körpers, die Gehirnwellen in den Alpha- (= Ruhe) oder Thetazustand (= Entspannung) zu versetzen. Dabei verlangsamt sich der Hirnrhythmus, und es werden Endorphine, die körpereigenen Stoffe zur Herabsetzung des Schmerzempfindens, freigesetzt. Untersuchungen haben bewiesen, daß sich im Meditationszustand der Stoffwechsel herabsetzt, wodurch sich Herzschlag und Atmung ebenfalls beruhigen und der Blutdruck sinkt.

Was so viele positive Auswirkungen hat, ist natürlich auch für unser jugendliches Aussehen von unschätzbarem Wert. Zwar könnte ich Ihnen hier einige Meditationstechniken vorstellen, möchte Ihnen aber lieber ans Herz legen, sich dafür einen geeigneten Lehrer zu suchen. Als Anfänger weiß man nie genau, was gut für einen ist. Volkshochschulen und ayurvedische Zentren bieten entsprechende Kurse an. Probieren geht auch hier wieder einmal über studieren. Lassen Sie es auf einen Versuch ankommen. Ihr Aussehen wird es Ihnen bereits nach wenigen Wochen danken!

Symptome erkennen: Wehwehchen und ihre Ursachen

Ein afrikanisches Sprichwort sagt: »Wenn du lernst, die Stille zu hören, wirst du erkennen, daß sie Musik ist.« Leider haben wir im Laufe der Jahre nicht nur verlernt, auf die Stille zu hören, sondern auch auf das, was uns unser Körper mitteilen will. Wenn wir in uns hineinhorchten, würden wir aufschlußreiche Dinge von unserem Körper erfahren. Aber bekanntlich ist es nie zu spät, und wir sollten sofort damit anfangen, auf Symptome zu achten und zu lernen, diese richtig zu deuten.

Ein ziemlich junger Zweig der westlichen Medizin, die Chronobiologie, beschäftigt sich mit der inneren Uhr unseres Körpers. Die Tatsache, daß in uns eine »innere Uhr« tickt, ist im Ayurveda schon seit Jahrhunderten bekannt. Alle zwei Stunden geht die Hauptenergie von einem Organ auf ein anderes über. So betätigt sich um die Mittagszeit das Herz als »Energie-Manager«. Ist es nicht gesund, macht es sich vorwiegend in dieser Zeit bemerkbar. Schauen wir uns einmal die Stationen unserer Organuhr im einzelnen an:

zwischen 1 und 3 Uhr:	Leber
zwischen 3 und 5 Uhr:	Lunge
zwischen 5 und 7 Uhr:	Dickdarm
zwischen 7 und 9 Uhr:	Magen
zwischen 9 und 11 Uhr:	Milz-Pankreas
zwischen 11 und 13 Uhr:	Herz
zwischen 13 und 15 Uhr:	Dünndarm
zwischen 15 und 17 Uhr:	Blase
zwischen 17 und 19 Uhr:	Niere
zwischen 19 und 21 Uhr:	Kreislauf
zwischen 21 und 23 Uhr:	Unterleib
zwischen 23 und 1 Uhr:	Galle

Wenn bestimmte Beschwerden immer wieder zur selben Zeit auftauchen, sollten Sie das Ihrem Therapeuten mitteilen. Das hilft bei der Diagnose und der Beseitigung der Beschwerden.

Ferner appelliert die Chronobiologie dazu, einen geregelten Tagesablauf anzustreben. Sofern Sie nicht gerade im Schichtdienst arbeiten, sollten Sie ihrem Körper einen gewohnten Rhythmus bieten. Nur so werden die Organe konstant für unsere Gesundheit und Schönheit im Einsatz sein!

16 Der zeitlos junge Look

»Die meisten Menschen sind so glücklich, wie sie es sich selbst vorgenommen haben.«

Abraham Lincoln

No-age-women

Bereits zu Beginn haben wir uns mit der Frage beschäftigt, ob Schönheit wirklich kein Alter kennt. Nach allem, was wir heute über das Altern wissen, können wir wohl mit Fug und Recht behaupten, daß viele von uns erst mit über vierzig erblühen und zu sich selbst finden. Die typische Vertreterin der Generation der Forty-somethings begegnet uns immer öfter. Ganz Genußmensch, kauft sie frisches Gemüse auf dem Wochenmarkt und ist gesunder Lebensführung gegenüber aufgeschlossen. Dabei schafft sie es, ihr Leben und ihren Stil zu leben und frei von allen Beschränkungen früherer Jahre sie selbst zu sein. Sie hat gelernt, sich von vorgefaßten Meinungen und emotionalen Erwartungen zu lösen.

Noch vor nicht allzu langer Zeit hatte der Begriff »Frau ohne Alter« einen faden Beigeschmack und wurde für jene Damen verwendet, die meist mit zwanzig schon so alt aussahen wie mit fünfzig. Doch die achtziger Jahre brachten einiges ins Rollen und setzten einen Umdenkprozeß in Gang: Joan Collins avancierte mit fünfzig durch den »Denver Clan« zum begehrten Sexsymbol und ließ sich sogar im »Playboy« ablichten. Gräfin Veruschka von Lehndorff feierte ihr Comeback auf dem Laufsteg. Auch Lauren Hutton tauchte wieder in den großen Journalen auf. Sie verfügte immer noch über dieselbe Ausstrahlung wie in den siebziger Jahren zu Zeiten ihrer Revlon-Kampagne. Über allen thront aber nach wie vor meine heißgeliebt Catherine Deneuve, die bis heute die geheimnisvolle Frau ohne Alter verkörpert.

Plötzlich war der Begriff »No-age-woman« überall präsent. Die »Vogue« brachte einen großen Artikel über Models, die auf einmal wieder gefragt waren. Sie standen vor der Kamera, als sei es das Selbstverständlichste von der Welt, jenseits der Vierzig zu modeln. Bei uns in Deutschland wurden Iris Berben, Hannelore Elsner und Christine Kaufmann zu Vorzeigefrauen.

Diese Entwicklung begrüße ich sehr, das ich ein Gesicht von über vierzig für interessanter halte als eines, das gerade der Pubertät entwachsen ist. Natürlich läßt sich junge Haut leichter fotografieren als reife, aber ich finde, ältere Gesichter sehen mit der richtigen Beleuchtung spannender aus, weil sie etwas zu erzählen haben!

Nehmen wir zum Beispiel Carmen dell Orefice. Bereits in den vierziger Jahren arbeitete sie als Model, um dann Anfang der sechziger zu pausieren. Sie hatte einen Mann geheiratet, der leider der Macht der Drogen verfallen war. Als sie ihn vor die Wahl stellte »Entweder die Drogen oder ich«, entschied er sich für ersteres, und sie verließ ihn. Finanziell hatte sie zwar ausgesorgt, aber zu gerne hätte sie wieder als Model gearbeitet. Als sie bereits dachte, dieser Zug sei für sie abgefahren, kam ihr ihr alter Freund und Fotograf Norman Parkinson zur Hilfe. Er lancierte sie in eine Werbekampagne für das Kaufhaus Macy's, und der Erfolg war überwältigend.

»Ich möchte einen modernen Look für die Frau über fünfzig kreieren«, sagte sie in einem Interview, und das ist ihr auch fantastisch gelungen. Carmen ist der lebende Beweis, daß es für die wirklich interessanten Menschen keine Altersgrenze geben muß. Ich wünschte, es gäbe mehr Frauen ihres Kalibers.

Kleidung: Ausflug in den Kleiderschrank

Unserer Kleidung ist für unser Image verantwortlich. Wir können entweder jugendlich oder altbacken wirken. Doch sich mit aller Gewalt jugendlich zu kleiden, ist ebenso falsch, wie jenseits der Fünfzig nur noch als graue Maus herumzulaufen. In den neunziger Jahren sollten wir Frauen aus den Modesünden der Vergangenheit und den unerträglichen Diktaten der Designer soviel gelernt haben, daß wir wissen, was uns steht und wie man einen zeitlos-jugendlichen Look am besten kreieren kann.

Wie sollte also unsere Devise lauten? Ganz einfach:

- lässig, aber nicht nachlässig,
- modisch, ohne ein »fashion victim« zu sein,
- edle Materialien, aber niemals »feingemacht« oder »overdressed«,
- Farben, die unserem Teint schmeicheln, aber nicht papageienbunt und keine grellen Muster.

Erst kürzlich lernte ich anläßlich der Präsentation ihrer neuen Kollektion die New Yorker Modeschöpferin Daryl Kerrigan kennen. Was dort über den Laufsteg defilierte, war genau das, was ich Ihnen ans Herz legen möchte: schlabbrige Hosen, die trotzdem perfekt saßen und Figur zeigten, lockere Pullover in Kaschmir und Angora sowie wundervoll fließende Kleider. Dazu trugen die Models lässige Frisuren und waren in Naturfarben geschminkt. Kurzum, es ist wirklich jammerschade, daß Sie nicht dabei waren, denn dann wüßten Sie sofort, worauf ich hinausmöchte. Übrigens haben mittlerweile immer mehr Designer zu einem lässigen, aber dennoch perfekten Look gefunden. Die Sehnsucht nach bequemer Kleidung in

Kombination mit edlen Materialien hat sich in den letzten Jahren immer mehr herauskristallisiert.

En vogue zu sein bedeutet nicht, daß Sie immer in Designerklamotten herumlaufen müssen. Mittlerweile haben auch andere Anbieter ihre Finger am Puls der Zeit und wissen, daß wir aktuelle Trends zu günstigen Preisen und in gängigen Konfektionsgrößen möchten. »H & M« ist meiner Meinung nach bereits seit Jahren mit dieser Masche erfolgreich, und immer mehr Firmen ziehen nach.

Ich wünsche mir, daß Sie Ihren persönlichen Wohlfühl-Look entdecken, der Sie ins rechte Licht rückt und Sie fernab von jeglichen Altersschubladen rundum phantastisch aussehen läßt. Vielleicht gelingt es der einen oder anderen von Ihnen, zur Trendsetterin zu werden. Doch denken Sie immer daran, Ihre besten Tips und Tricks an Freunde und Bekannte weiterzugeben!

Make-up: Der optische Aufheller

Wenn man zwanzig ist, kann man mal eben ungeschminkt zur Geburtstagsfeier der besten Freundin gehen und trotzdem einfach himmlisch aussehen. Mit zunehmendem Alter bedarf es dann der richtigen Pflege und oder einiger kosmetischer Retuschen, um umwerfend zu erscheinen. Ein gutes Make-up kann wahre Wunder vollbringen.

Die zwei wichtigsten Tätigkeiten beim Make-up sind »verwischen« und »weichzeichnen«. Schon in jungen Jahren sollten wir diese Regel beherzigen, im Alter wird sie jedoch noch wichtiger! Die Farben müssen weich, zart und raffiniert sein und dürfen nicht grell wirken. Vermeiden Sie harte Kontraste, scharfe Linien und vor allem zu dunkle Farben. Im Alter wird die Haut leider ein wenig fahler. Wenn Sie dann mit zu dunklen Tönen arbeiten, sehen Sie schnell aus, als wären Sie der Geisterbahn entsprungen.

Hier nun die wichtigsten Utensilien und Techniken für ein perfektes Make-up.

Abdeckstift:

In Fachkreisen wird er auch Concealer genannt. Er läßt Ihre Haut ebenmäßig und gleichmäßig getönt erscheinen. Augen und Mund kommen so am besten zur Geltung, und Sie werden bis ins hohe Alter sehr weich und strahlend aussehen! Er sollte eine Nuance heller als Ihr natürlicher Hautton sein und so cremig, daß Sie nicht an der zarten Augenpartie herumzerren müssen. Bei trockener Haut tragen Sie vorher am besten einen Klecks Augencreme auf.

Die Grundierung

Das Geheimnis einer wirklich guten Grundierung kann auf folgende Formel gebracht werden: Verabschieden Sie sich von der Vorstellung, daß ein Make-up Bräune ins Gesicht zaubern soll. Das ist totaler Blödsinn und sieht in jedem Fall unnatürlich aus! Der Grundierung fällt eine völlig andere Aufgaben zu: Sie soll unseren Teint gleichmäßig erscheinen lassen und somit eine ideale »Leinwand« für das restliche Make-up schaffen. Die Grundierung sollte deshalb immer dem eigenen Hautton entsprechen.

Wenn Sie bei der Farbauswahl nicht sicher sind, entscheiden Sie sich lieber für einen helleren Ton. Ein zu dunkles Make-up hinterläßt nicht nur Streifen am Hals, sondern man wirkt auch um Jahre älter. Außerdem gilt es zu bedenken, daß sich bei uns in Europa die natürliche Hautfarbe vor allem aus

Gelbtönen, nicht aus Rosatönen, zusammensetzt. Daher ist es besser, wenn die Grundierung eher Gelb- oder Goldtöne als zuviel bläuliches Rosa enthält. Das Gesicht sieht sonst nämlich maskenhaft und unnatürlich aus.

Dank neuartiger Inhaltsstoffe ähnelt die Wirkung von Make-up der von kleinen Spiegeln, die auf der Hautoberfläche das Licht streuen und somit von kleinen Unebenheiten ablenken. Allen Forschern, die in der Kosmetikindustrie tätig sind, an dieser Stelle ein herzliches Dankeschön für diese wundervolle Entdeckung!

Puder

Mit Puder verhält es sich merkwürdig: Einerseits verleiht er unserem Gesicht den Ausdruck einer frisch-beschneiten Landschaft, andererseits neigt er dazu, sich in feine Fältchen zu graben und diese zu betonen.

Für Profi-Fotos ist er nach wie vor unerläßlich, aber für den normalen Gebrauch empfiehlt es sich, ihn – wenn überhaupt noch – äußerst sparsam zu verwenden.

Rouge

Kein anderes Mittel läßt uns in Sekundenschnelle so frisch wirken und so gesund aussehen wie Rouge. Vermeiden Sie daher zu dunkle Töne, vor allem, wenn Sie hellhäutig sind.

Ein zusätzlicher Trick meines Lieblingsvisagisten: Tragen Sie etwas Rouge unter die äußeren Winkel der Augenbrauen auf. Das hat eine ähnliche optische Wirkung wie vier Wochen Urlaub am Meer! Hände weg von Cremerouge. Es hat immer einen fettig-schmierigen Glanz und sieht auf der Haut schekkig aus.

Zum Thema Lidschatten ließen sich Bände füllen. Bereits beim Farbverlauf gibt es ungezählte Möglichkeiten. Man kann die Farbe auf dem Lid zentrieren und läßt sie zum Jochbein hin auslaufen, oder Sie tragen sie nur auf dem Lidbogen auf und belassen den Rest des Lides in seiner natürlichen Tönung, oder Sie arbeiten mit mehreren verschiedenen Farbtönen, die wundervoll ineinanderlaufen, oder, oder, oder …

Dann stellt sich noch die Frage der Konsistenz. Mit Puderlidschatten liegt man immer richtig, denn dieser matte Look steht jedem. Damit kann man übrigens auch wundervolle Lidstriche zaubern, die nicht so hart wie mit Kajal gezogen aussehen.

Cremelidschatten ist im Moment im Rahmen des Seventies-Revivals wieder ganz groß im Kommen. Mit ihm lassen sich schöne metallische Effekte erzielen, die man nur durch cremige Konsistenz erreicht! Bedenken Sie immer den Anlaß, zu dem Sie einen entsprechenden Look zu tragen gedenken. Kunstlicht schluckt nämlich viel Farbe, wohingegen Tageslicht jeden Patzer sofort sichtbar macht!

Egal, für welche Form des Lidschattens Sie sich entscheiden, die goldene Regel lautet: Tragen Sie den dunkelsten Ton am Wimpernrand auf, zu den Augenbrauen hin sollte der Farbton heller werden.

Wimperntusche

Es gibt verschiedene Techniken, die zu unterschiedlichen Resultaten führen:

Die Every-day-Technik:

Sie tuschen die Wimpern am Ober- und am Unterlid ganz normal und sind ruck-zuck fertig.

Die Dietrich-Technik:

Damit erreichen Sie jenen verschlagen-hochmütigen Blick, mit dem sich die gute alte Marlene in ihren Filmen so wundervoll in Szene setzte. Diesen Look bekommt man leicht hin. Sie sollten allerdings ein schmales, ovales Gesicht haben. Tuschen Sie die Wimpern nur am Oberlid, und belassen Sie das Unterlid au naturel. Verstärken Sie die Wirkung, indem Sie den Innenrand des Unterlides mit weißem Kajal betonen und für das Oberlid einen rauchgrauen Lidstrich verwenden.

Die Catwoman-Technik:

Dieser Look steht fast jeder Frau. Die Technik ist zwar sehr aufwendig, aber auch sehr effektvoll. Tuschen Sie die Wimpern erst, wie in der Every-day-Technik beschrieben, am Unterlid – dort allerdings sparsam. Wenn die Tusche fast trocken ist, arbeiten Sie die äußeren Wimpern im Augenwinkel nach. Tragen Sie ruhig dick auf (hier dürfen wir endlich einmal!), und geben Sie ihnen einen rasanten Schwung nach außen. Notfalls muß eine dritte Schicht aufgetragen werden. Die Wirkung läßt sich mit einem passenden Lidschatten, der leicht nach außen über die Augenwinkel hinausgezogen wird, unterstreichen.

Grundsätzlich gilt beim Wimperntuschen: Legen Sie den Schwerpunkt auf das Oberlid, verwenden Sie also nur wenig

Mascara auf den unteren Wimpern. Das lenkt nämlich wunderbar von den Falten unterhalb der Augen ab.

Nun noch zwei Tricks, die jedes Auge vorteilhaft betonen:

Um den Augen mehr Tiefe zu verleihen, greifen Sie am besten auf eine Technik zurück, die »Garboschatten« genannt wird. Damit verhalfen die Maskenbildner Hollywoods der schwedischen Leinwandgöttin zu ihrem legendär gewordenen geheimnisvollen Blick. Nehmen Sie dafür einen weichen Kajalstift und ziehen die Lidfalte nach. Den besten Effekt erreicht man mit einem mittelgrauen Farbton. Profis lassen diese Linie zu den äußeren Augenwinkel hin weich in den Lidstrich hinein auslaufen und verwischen sie ein wenig. Sie werden staunen, welche große Wirkung diese Technik hat.

Durch weißen Kajal auf dem unteren Lidinnenrand erscheinen die Augen sofort strahlender. Vor allem aber wirken sie größer, und man sieht gesünder aus. Ein Tupfer weißen Highlighter auf der Mitte des Oberlides aufgetragen, läßt unsere Augen zusätzlich strahlen.

Lippen

Unserem Mund sollten wir besondere Aufmerksamkeit beim Schminken schenken, da er zwar unserem Gesicht Kontur verleiht, jedoch mit dem Alter seine Form verliert. Kleine Mogeleien sind deshalb erlaubt. Wie man seine Lippen ohne chirurgische Hilfsmittel vergrößern kann, erfahren Sie jetzt.

Als erstes werden die Lippenkonturen mit ein wenig Grundierung abgedeckt. Danach geben Sie etwas Labello auf die Lippen, und schon kann es losgehen. Bei der Form des Mundes können Sie mit dieser Technik wunderbar mogeln. Bei den wenigsten Frauen ist die Lippenform symmetrisch, deshalb sollte man einen Lippenkonturenstift zu Hilfe nehmen. Er sollte farblich passend gewählt werden, da nichts häßlicher als zu dunkel oder gar schwarz umrandete Lippen ist. Außerdem wirkt man um Jahre älter!

Malen Sie nun die Lippenkontur in der gewünschten Form nach, wobei man auch über die natürliche Linie malen kann. Allerdings sollte man dafür eine ruhige Hand haben, sonst sieht es gewollt und nicht gekonnt aus. Die Form innerhalb dieser Linie füllen Sie nun mit Lippenstift aus. Profis nehmen hierfür einen Lippenpinsel, weil man damit exakter arbeiten kann. Um die Lippen plastischer erscheinen zu lassen, nimmt man für die Lippenmitte einen etwas helleren Ton, der nach außen hin verwischt wird. In den letzten Jahren sind Lipglosse mit neuartiger Textur auf den Markt gekommen, die die Lippen so richtig schön aufpolstern.

Zum Abschluß noch ein Tip: Um den Mund voller wirken zu lassen, ziehen Sie mit einem weißen Kajalstift das »V« in der Mitte der Oberlippe nach und verwischen diese Linie zu den Seiten hin. Das ist zwar ein einfacher Trick, aber er hat eine große Wirkung!

Eine goldene Regel sollten Sie immer beherzigen: Wenn Sie die Augen »dramatisch« geschminkt haben, ist beim Mund Zurückhaltung geboten – und umgekehrt. Wenn Ihre Augen zum Beispiel in einem wundervollen lilastichigen Grau leuchten und die zweifach getuschten Wimpern absolut hollywoodreif aussehen, bietet sich für die Lippen ein heller Lippenstift an, der eine Spur ins Beige geht. Dieser Look sieht besonders bei Hellhäutigen umwerfend aus.

Nachwort

»Fehler sind sexy, Perfektion macht alt.«
Wolfgang Joop, Modedesigner

Mit gutem Vorbild voran

Eines möchte ich zum Schluß noch loswerden: Bitte gehen Sie die Versuche, jung und attraktiv zu bleiben, niemals zu verbissen an. Das macht älter als alles andere! Die paar Fettzellen, die unsere Oberschenkel runden, sorgen andererseits für den prallen und gesunden Look unseres Gesichtes. Die bezaubernden Lachfältchen um unsere Augen erzählen von den Abenteuern mit Luigi, Alex und all den übrigen lieblichen Jungs, die unsere Hormone auf Trab und uns dabei jung gehalten haben. Sehen wir es also gelassen.

Neidgefühle gegenüber den Generationen, die nach uns kommen, sollten wir gar nicht erst aufkommen lassen. Warum auch? Jung zu sein ist schließlich kein Verdienst – das Altwerden aber auch nicht, wie manche Fünfzigjährige uns immer weismachen wollen! Wir sollten uns darum bemühen, mit den Jahren die vielgerühmte Altersweisheit zu erlangen, mit der wir aber niemandem auf die Nerven fallen müssen. Sätze, die mit den Worten beginnen: »Laß dir das von einer alten und erfahrenen Frau gesagt sein …«, sind schlichtweg eines: nervtötend!

Ich wünsche Ihnen viel Spaß beim Ausprobieren aller Tips, beim Jüngerwerden und dem Auskosten der Früchte unserer Mühen. Sollten Sie selbst noch einige spektakuläre Tips und Tricks auf Lager haben, die ich noch nicht kenne, lassen Sie sie mich bitte wissen, oder mailen Sie mir unter ela.marwich@t-online.de.

Was mir besonders wichtig erscheint, denken Sie daran, all Ihre Tips und Tricks an Freunde und Bekannte weiterzugeben. Spielen Sie ein bißchen gute Fee. Das bereitet nicht nur Freude, sondern hellt unsere nicht immer freundliche Zeit um einige Watt auf!

Und vor allem: Lächeln Sie! Denn Lächeln setzt schönheitsfördernde »Fühl-dich-gut-Stoffe« frei. Ein tschechisches Sprichwort bringt diese Erkenntnis auf den Punkt. Es lautet:

»Wer den Tag mit einem Lachen beginnt,
hat ihn bereits gewonnen.«

Adressenverzeichnis

Alnatura Produktions- und Handels GmbH
Darmstädter Straße 3
D-64404 Bickenbach
Tel.: 0 62 57/93 22-0
Fax: 0 62 57/93 22-44
www. alnatura.de

[Anm.: Produkte von Alnatura sind in allen DM-Märkten erhältlich]

BioDoc Vertriebs GmbH
Keltenring 8
D-82041 Oberhaching
Tel.: 0 18 05/67 19 19
Fax: 0 89/61 37 93-29
www.biodoc.com

BIONIKA Versand GmbH
Daimlerstr. 17
D-49504 Lotte
Tel.: 01 80/53 04 95-0
Fax: 01 80/53 04 95-1

Burmans Hälso produkter Köpmannagatan
S-95201 Kalix
Tel.: 00 46/9 23/14 23-0
Fax: 00 46/9 23/14 23-3
www.bhp.se

Industrieverband Körperpflege- und Waschmittel e. V.
Karlstr. 21
D-60329 Frankfurt/M.
Tel.: 0 69/25 56-13 23
Fax: 0 69/23 76 31 und 25 03 45

Informationen zu makrobiotischem Essen
www.das-grosse-Leben.de

Informationen zu Makarishi-Ayurveda
www.ayurveda-gesellschaft.de

Supplementa Holland B.V.
Papierbaan 5a
NL-9670 BH Winschoten
Tel.: 08 00/1 71 76 71
Fax: 0 18 05/23 42 71
www. supplementa.com

Verband Deutscher Mineralbrunnen e.V.
Kennedyalle 28
D-53175 Bonn
Tel.: 02 28/9 59 90-0
Fax: 02 28/37 34 53

Vereinigung der Deutschen Plastischen Chirurgen
Bleibtreustr. 12
D-10623 Berlin
Tel.: 030/8 85 10 63